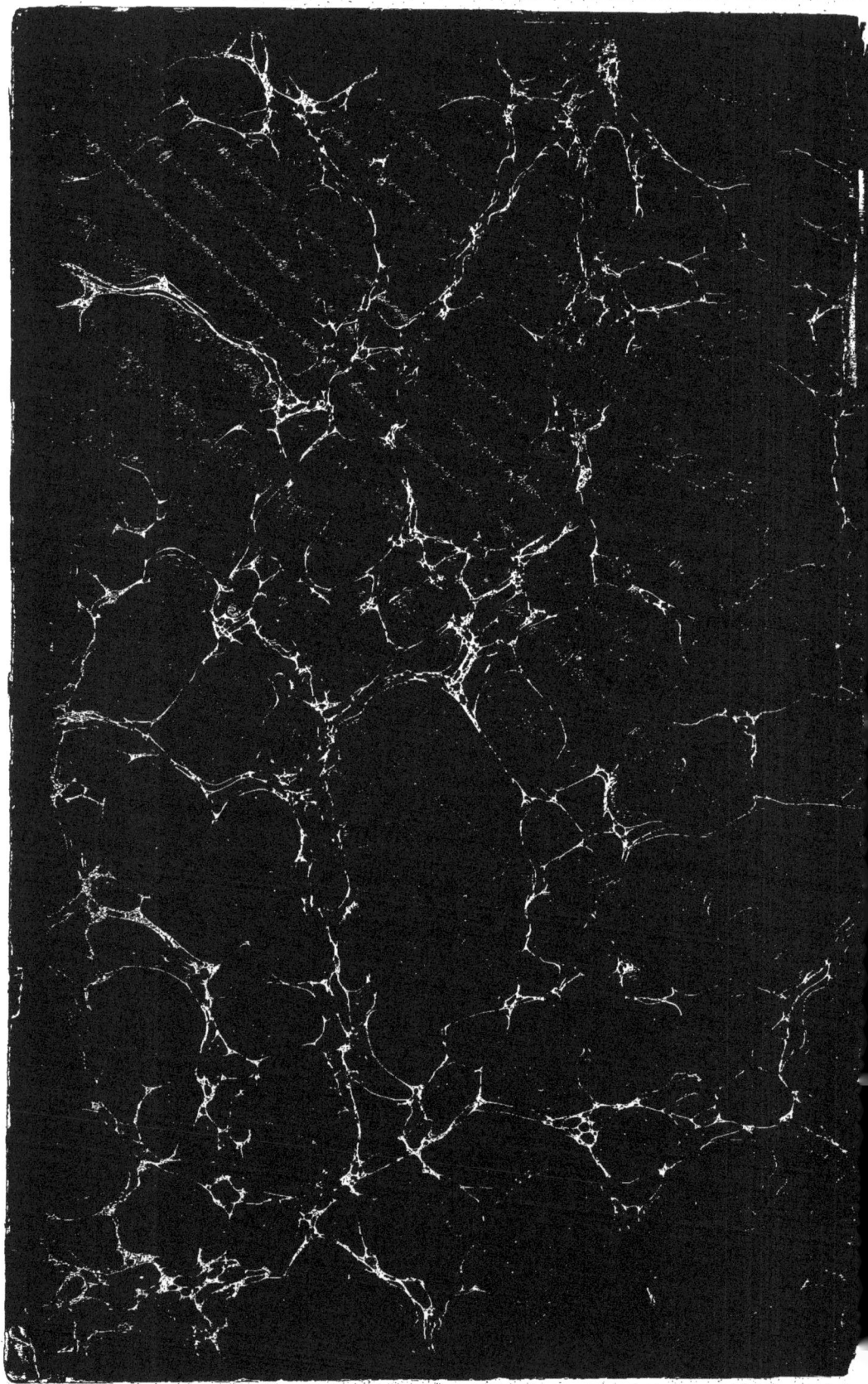

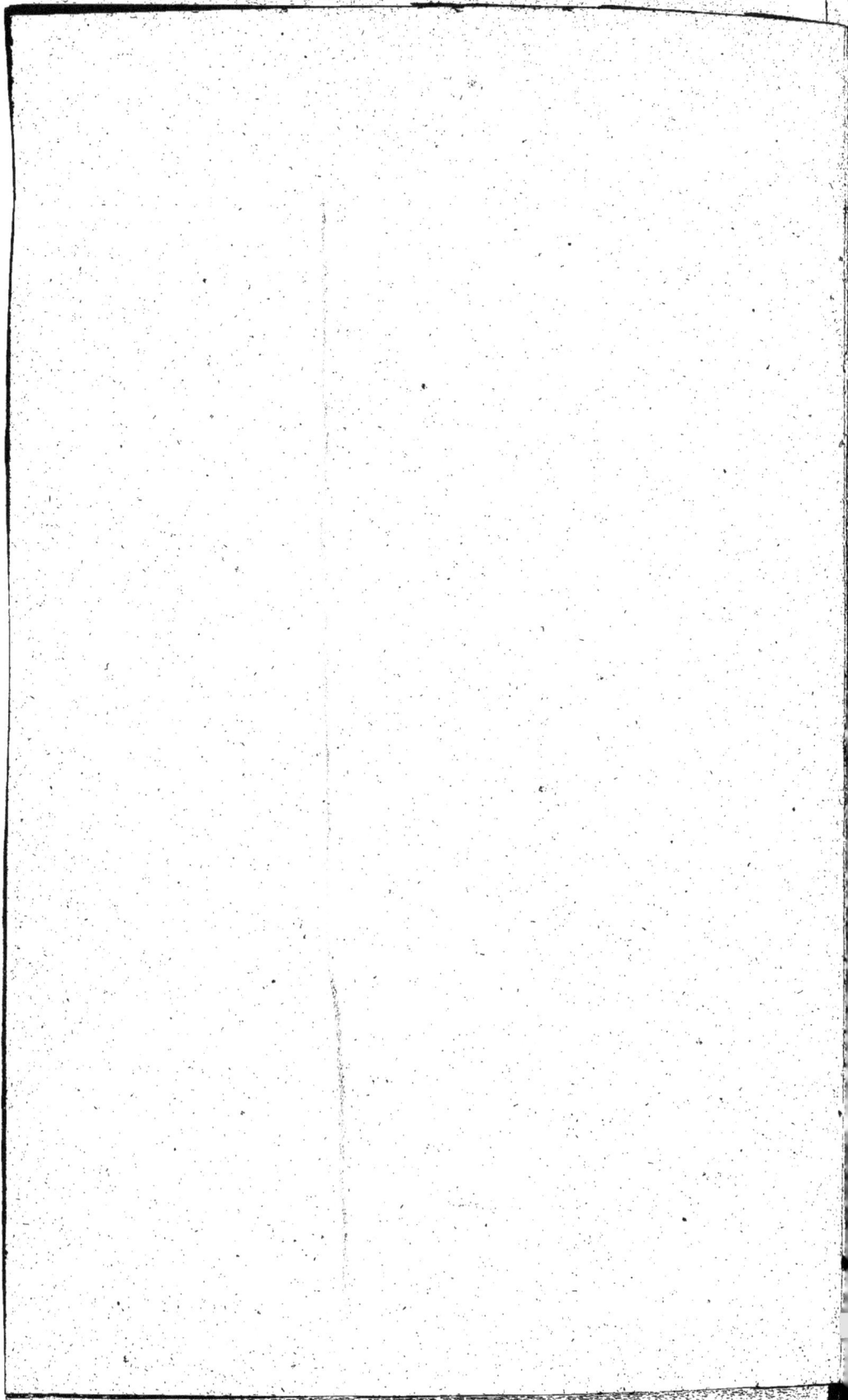

1ère éd. très rare.

cpbt de 39 litho

colle .

v. 651

14 - 128

IDENTIFICATION ANTHROPOMÉTRIQUE

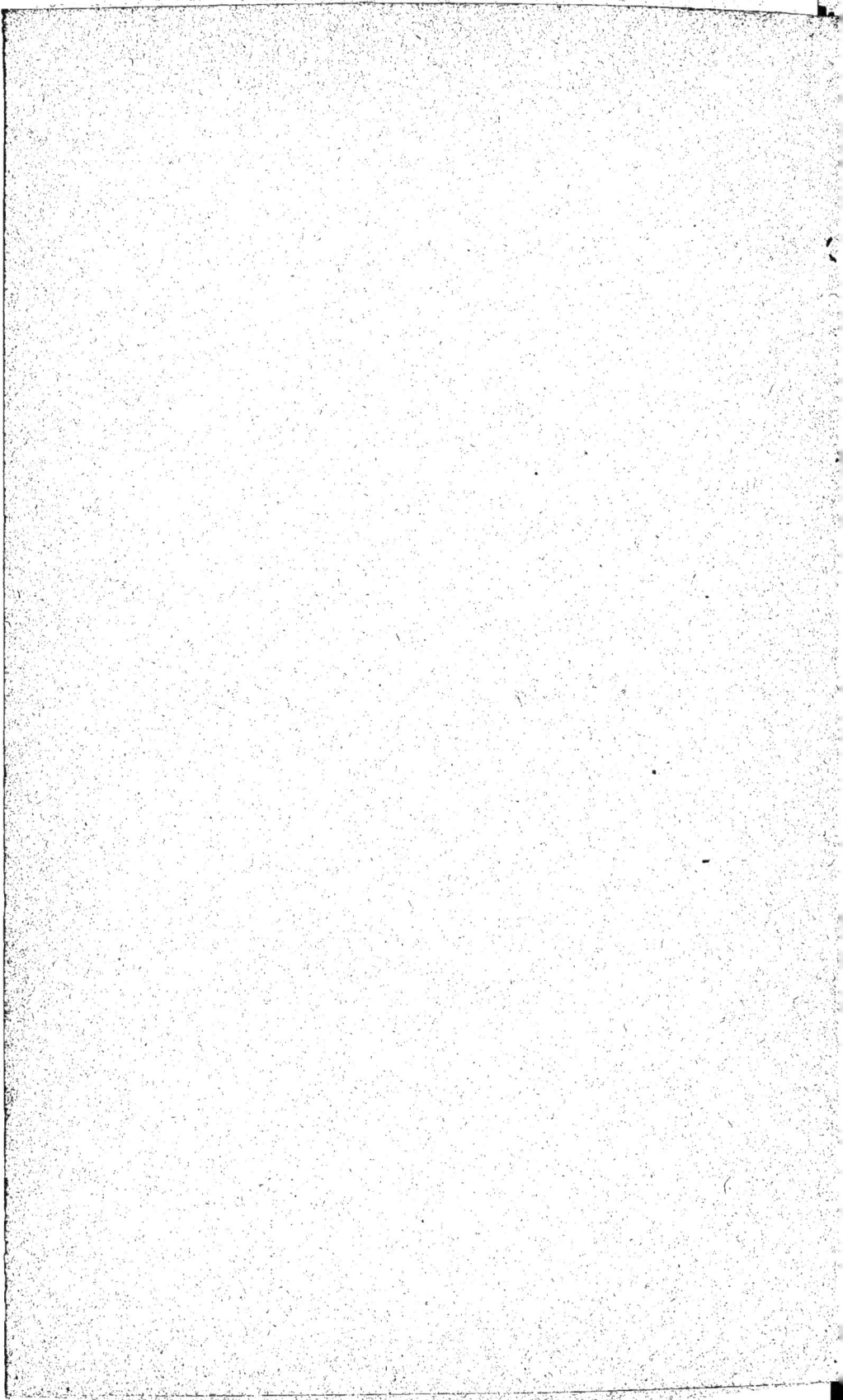

MINISTÈRE DE L'INTÉRIEUR

ADMINISTRATION PÉNITENTIAIRE

Identification anthropométrique

INSTRUCTIONS SIGNALÉTIQUES

PAR

Alphonse BERTILLON

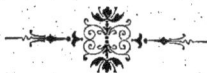

MELUN

TYPOGRAPHIE-LITHOGRAPHIE ADMINISTRATIVE

1885

OBSERVATIONS GÉNÉRALES

sur

L'IDENTIFICATION ANTHROPOMÉTRIQUE

1. — L'identification d'un détenu repose sur la connaissance des indications suivantes :

1° Longueur et largeur de la tête ;
2° Longueurs du médius et de l'auriculaire gauches ;
3° Longueur du pied gauche ;
4° Longueur de la coudée gauche ;
5° Longueur de l'oreille droite ;
6° Hauteur de la taille ;
7° Longueur de la grande envergure ;
8° Hauteur du buste ;
9° Notation spéciale de la couleur de l'œil.

2. — Il convient d'ajouter à ces rubriques le relevé des cicatrices et marques particulières que tout individu présente en nombre plus ou moins grand ; et enfin, pour une collection de fiches sans photographies, la notation, suivant

un vocabulaire spécial, de la couleur des cheveux et de la barbe, ainsi que de la forme et des dimensions du nez.

3. — Ces différentes opérations nécessitent l'usage d'instruments spéciaux appelés *compas d'épaisseur* (fig. 1) et *compas à glissière* (fig. 2 et 3) et de trois toises, deux verticales, et une horizontale (fig. 4). Il est facile d'établir soi-même sur un pan de mur ces trois dernières graduations.

4. — Théoriquement, il aurait été possible de supprimer le compas d'épaisseur et de prendre les diamètres céphaliques avec le compas à glissière. Mais cette simplification aurait été compensée par une diminution dans la précision de ces mensurations. Des raisons de convenance, faciles à comprendre, s'opposent d'ailleurs à ce que l'on ait recours à un même instrument pour mesurer alternativement la tête et le pied.

5. — Les recommandations les plus minutieuses prescrites dans les pages ci-après doivent être observées dans tous leurs détails; mais ce serait une erreur de croire qu'il est nécessaire d'en apprendre le texte par cœur, ou d'en étudier longuement la signification.

6. — Le plus simple pour apprendre à mesurer sans l'aide d'un maître, est de s'exercer au préalable sur un collègue de bonne volonté, en se basant pour chaque mouvement sur les photographies qui sont adjointes aux instructions. Le rôle du texte imprimé doit être d'attirer l'attention de l'apprenti mensurateur sur les points délicats, de contrôler et de commenter chaque position figurée au fur et à mesure qu'elle se présente.

7. — **Dès le premier exercice de ce genre, on constatera que tel mouvement qui exige une description de dix lignes s'exécute de la façon la plus aisée et la plus naturelle en une demi-seconde.**

8. — Puis on comparera les chiffres obtenus sur le même individu d'une séance à une autre, et on prolongera ces exercices préparatoires jusqu'à ce que les **différences observées ne dépassent jamais l'approximation indiquée séparément pour chaque mensuration.**

9. — Pour les deux ou trois mensurations qui peuvent être modifiées par suite de tricherie ou de mauvaise volonté de la part du sujet, un bon exercice sera d'exécuter soi-même les mouvements qui peuvent altérer les résultats, et de les constater sur ses collègues, de façon d'être à même de les déjouer facilement s'ils venaient à se produire dans la pratique.

10. — Il va de soi que de semblables exercices ne doivent être faits que hors de la vue des détenus. Nous indiquerons d'ailleurs, à la fin de chaque article, les tricheries et les causes d'erreurs dont il faut se garer pour chaque mensuration.

11. — En règle générale, l'opérateur ne doit jamais laisser supposer devant les détenus, qu'il soit seulement *possible* de le tromper. Il doit corriger ou faire exécuter les mouvements qui préviennent les tromperies *sans aucune explication.*

12. — Lorsqu'on sera suffisamment au courant, on procédera à l'application pratique. Deux ou trois séances suffiront généralement pour arriver à ce degré.

13. — Si l'on ne tient pas compte du temps employé à relever l'état civil (nom, prénoms, profession, domicile, inculpation et date de naissance), ainsi que les marques particulières en nombre très variable, la prise seule des mensurations (lorsqu'on a quitté la période des tâtonnements), ne demande guère que quatre à cinq minutes par sujet.

14. — Pour éviter toute perte de temps, le sujet doit

être introduit pieds-nus dans la salle d'opération. Il est donc nécessaire que cette salle soit planchéiée, ou qu'une carpette de linoléum recouvre le carreau. Ajoutons qu'elle doit avoir vue sur le ciel et être très éclairée. La présence d'un deuxième aide qui écrit les indications dictées par le premier, facilite beaucoup le travail.

15. — Il sera toujours sage dans les commencements de faire reprendre en double toutes les mensurations par celui qui écrit, pour s'assurer que les différences de la première à la deuxième opération ne dépassent pas les limites d'approximation prescrites. Il ne pourra être dérogé à ce contrôle que lorsqu'une expérience de plusieurs semaines aura montré qu'il ne se produisait plus ni divergences, ni erreurs de lecture.

16. — Pour mener à bien un travail de ce genre, ce qu'il importe le plus, nous ne saurions trop le répéter, c'est d'être fixé d'une façon absolue sur l'approximation avec laquelle chaque mensuration, ou plus généralement chaque indication peut être relevée.

17. — On tient, en cette matière, un raisonnement analogue à celui que l'on se fait journellement au sujet de la taille lorsque l'on avance, par exemple, qu'un individu ayant 1 mètre 60 de hauteur ne peut être confondu avec un autre ayant 1 mètre 70.

18. — De même, si le greffier responsable du signalement est certain pour la longueur de tête, par exemple, de ne jamais dépasser l'approximation de 2 millimètres indiquée au chapitre y relatif comme le maximum d'erreur possible, une différence de 4 millimètres et plus entre deux longueurs de têtes d'*adultes,* suffira pour lui permettre d'affirmer la non-identité de deux individus.

19. — Ce raisonnement sera ici d'autant plus rigoureux que les sujets examinés ne sauraient avoir la moindre influence sur leurs diamètres céphaliques.

20. — Il n'est pas rare de rencontrer deux sujets de même taille ayant l'un, une longueur de tête de 17 centimètres et quelques millimètres, et l'autre, de 19 centimètres et au-dessus. Il est certain que ces deux individus, quels que soient d'ailleurs leurs autres points de ressemblance, ne sauraient être confondus l'un avec l'autre.

21. — Inversement, si toutes les mensurations et indications descriptives concordent dans la limite des erreurs possibles, la probabilité d'identité devient bien grande et équivaut presque à la certitude.

INSTRUCTIONS SIGNALÉTIQUES

PREMIÈRE PARTIE

Renseignements anthropométriques.

CHAPITRE PREMIER

Mensurations qui s'effectuent au moyen du compas d'épaisseur (Diamètres céphaliques).

SECTION I

MENSURATION DE LA LONGUEUR DE LA TÊTE

Premier temps (fig. 5).

1. — Faire asseoir le sujet sur un tabouret, la face tournée du côté du jour, mais légèrement inclinée vers le sol.

2. — Se mettre sur le côté gauche du sujet, placer la pointe gauche du compas dans la concavité de la racine du nez (1), l'extrémité arrondie de la pointe étant maintenue entre le pouce et l'index qui s'appuient sur les parties circonvoisines du nez et l'empêchent de dévier ou d'entrer dans l'une des deux cavités orbitaires, ce qui fausserait entièrement la mensuration.

3. — Saisir concurremment de la main droite la pointe du même côté, et l'amener vers le haut et le milieu de la tête, l'extrémité de la tige dépassant de un à deux centimètres le bout des doigts de l'opérateur, de façon à ce qu'elle puisse pénétrer facilement entre les cheveux.

4. — Les autres doigts restent légèrement pliés vers la paume et maintiennent le compas dans une position semi-oblique, de telle sorte que le jour venant de la fenêtre tombe en plein sur la graduation millimétrique.

Les choses étant dans cette situation :

5. — Fixer les yeux sur l'index de la graduation, faire descendre la pointe droite du compas sur le derrière et le milieu de la tête jusqu'à ce qu'elle ait atteint et

---

(1) Notons qu'en anthropologie le point fixe, pour la prise du diamètre antéro-postérieur, est situé sur la glabelle et non sur la racine du nez ; d'où une différence de quelques millimètres entre le diamètre scientifique des anthropologistes et la longueur de tête de nos signalements.

dépassé le point maximum ; faire remonter cette pointe en veillant à ce qu'elle continue à toucher le cuir chevelu ; repasser sur le maximum, tâtonner quelques instants, les yeux fixés sur la graduation, pour bien s'assurer qu'on a atteint le maximum ; et enfin lire l'indication de la graduation.

6. — Le point maximum occupe exactement la même position, que la mensuration soit prise avec le compas ou avec la glissière. Ce point est généralement situé sur la bosse occipitale, quelquefois au-dessus. Il ne faut pas oublier d'ailleurs que ce n'est pas la détermination de ce point que l'on cherche, mais bien la longueur qui le sépare de la racine du nez.

Deuxième temps (fig. 6).

7. — L'opérateur ayant apprécié à quelques millimètres près la longueur de la tête, retire le compas et le fixe à longueur soupçonnée, au moyen de la vis d'arrêt.

8. — Pour faire cette dernière opération rapidement et sans tâtonnement :

9. — Disposer ses doigts comme l'indique la *figure 6*, à savoir : le pouce gauche en travers de la branche gauche et de la tige graduée, tandis que les autres doigts étendus atteignent avec peine le dessous de la branche droite. Du pouce et de l'index droit amener la branche droite jusqu'au point millimétrique cherché et tourner la vis d'arrêt située au verso de l'index.

10. — Dans ce pointage les quatre doigts étendus de la main gauche servent de guide et préviennent les oscillations qui ne manqueraient pas de se produire si la droite agissait seule.

11. — **Avoir soin d'arrêter le compas juste vis-à-vis le trait de l'index et non à côté, à un demi-millimètre en dessus ou en dessous.**

Troisième temps.

12. — Ramener le compas fixé à l'ouverture voulue sur la racine du nez du sujet, et recommencer le mouvement de va-et-vient effectué au premier temps [même figure que pour le premier temps] (fig. 6).

13. — Par ces derniers mouvements, l'opérateur contrôle l'exactitude de la mensuration obtenue et cherche, en oscillant de-ci de-là, si une bosse osseuse située à droite ou à gauche du plan médian et pouvant modifier le maximum, ne lui a pas échappé au premier temps. La pointe vient-elle dans cette manœuvre à rencontrer une résistance,

l'opérateur *augmente* l'ouverture du compas de un à deux millimètres, en opérant comme il a été dit au deuxième temps.

14. — Si au contraire la pointe ne touche nulle part, ou si le frottement sur le point maximum est presque imperceptible, il essaie une ouverture *inférieure* de un à deux millimètres. Il est rare, après quelques jours de pratique, que l'on ait recours à plus de un ou deux tâtonnements. Généralement on trouve la mensuration juste du premier coup. *Quelle que soit l'habileté de l'opérateur, ce troisième temps, dit « de contrôle », doit quand même être effectué.*

15. — Pour cette vérification, l'opérateur doit surtout se baser sur le frottement plus ou moins grand de la pointe sur le cuir chevelu. La pointe gauche reposant bien sur la racine du nez, la droite doit *toucher* la peau de la tête ; mais il ne faut pas avoir besoin pour passer sur le point maximum d'exercer la moindre pression sur les branches, qui sont malheureusement toujours assez élastiques pour se prêter à un certain degré de redressement. Si le cas venait à se produire, il serait l'indice assuré d'une mensuration trop petite de un à deux millimètres.

16. — Quand le compas est fixé à la longueur exacte, le frottement est tel qu'il devient *nul* avec une ouverture supérieure d'un seul millimètre et *dur* avec un millimètre de moins.

17. — **La mensuration de la tête** relevée dans les conditions que nous venons d'indiquer, **se prend donc facilement à un millimètre près.** Il y a faute de l'opérateur, lorsque deux mensurations successives sur le même individu présentent une différence de deux millimètres, et faute très lourde, lorsque cette différence dépasse deux millimètres. L'erreur, dans ce cas, est d'autant moins excusable qu'il n'y a pas, pour la tête, à arguer d'une tricherie possible de la part du sujet.

18. — L'intervalle de deux millimètres se produit généralement à la suite d'une double erreur d'un millimètre en sens inverse ; les différences s'ajoutent l'une à l'autre et la vérité reste entre les deux (1).

SECTION II

MENSURATION DE LA LARGEUR DE LA TÊTE

19. — La largeur maximum de la tête se prend avec le même instrument que la longueur et suivant un manuel opératoire semblable.

---

(1) Ce « doublement » de l'erreur qui peut se produire pour chacune des mensurations du signalement, montre avec quel soin l'observateur qui veut éviter les intervalles de deux millimètres doit « soigner » le millimètre dans l'appréciation de toute espèce de longueur.

Premier temps (fig. 7).

20. — Le sujet étant assis sur le tabouret comme pour la longueur, prendre position exactement derrière lui, les talons réunis formant l'équerre et le corps d'aplomb, de façon à avoir symétriquement l'aisance des deux coudes. Tenir les branches du compas à peu de distance des extrémités et les placer d'abord sur l'attache supérieure de chaque oreille, puis de là les élever verticalement à travers la chevelure du sujet.

21. — Comme il a été dit pour la longueur, l'opérateur, les yeux fixés sur la graduation, apprécie le mouvement d'augmentation, bientôt suivi de diminution non interrompue, à mesure que les pointes du compas s'approchent du sommet de la tête. Redescendant, il voit aussitôt le mouvement d'accroissement reprendre pour rediminuer ensuite, et il cherche à déterminer la position des deux points généralement symétriques où la diminution recommence.

22. — Ces deux points ne sont pas nécessairement ceux du maximum de largeur ; mais ils sont généralement situés, à peu de chose près, sur le même plan horizontal que le diamètre cherché. Aussi l'opérateur ayant atteint ce plan horizontal, n'a-t-il plus qu'à :

23. — Faire osciller lentement son compas une ou deux fois d'arrière en avant et d'avant en arrière, pour être à même de s'arrêter sur le maximum et de lire la graduation.

24. — Les deux points à intervalle maximum sont quelquefois situés juste sur l'attache supérieure de chaque oreille ; mais le plus souvent on les trouve à deux doigts derrière et au-dessus.

Deuxième temps (fig. 8).

25. — Le deuxième temps de la mensuration de la largeur a le même but que le temps correspondant de la longueur : celui de fixer le compas à la mensuration trouvée par le moyen de la vis d'arrêt. Il en diffère en ce que, pour la largeur, il est préférable de faire cette opération en laissant les pointes du compas sur les deux points maximum qui en maintiennent l'ouverture et facilitent ainsi la mise au point exacte :

26. — Tenir le compas pendant le fixage de la vis d'arrêt de la même manière que pour la longueur, à savoir : la main gauche, lâchant sa pointe, abandonne un instant l'instrument et remonte jusque vers la graduation, le pouce se place en travers d'elle, tandis que les quatre autres doigts s'allongent en dessous pour soutenir et immobiliser la branche opposée, qui peut alors être lâchée à son tour par la droite.

27. — De cette main laissée libre, tourner la vis d'arrêt après s'être assuré toutefois que l'écartement des branches n'a pas varié pendant la manœuvre.

Troisième temps.

28. — Dans le troisième temps, le compas étant pointé à largeur trouvée, l'opérateur s'assure si l'ouverture n'est ni trop large ni trop étroite.

29. — A cette fin, déplacer symétriquement de haut en bas et de bas en haut les pointes du compas, en avançant légèrement de un à deux millimètres à chaque va-et-vient, jusqu'à ce que l'on ait dépassé de beaucoup les deux bosses maximum [même figure que pour le premier temps] (fig. 7).

30. — Il est très important que pendant toute cette vérification, le sujet soit assis carrément et que, de son coté, l'opérateur ait le corps d'aplomb et les coudes libres et symétriquement levés afin que les deux pointes du compas avancent bien du même mouvement.

31. — Les observations sur le degré du frottement qu'il faut rechercher et sur **l'approximation qu'il est possible d'obtenir** sont les mêmes que pour la longueur.

32. — Néanmoins, la comparaison des prescriptions du troisième temps avec celles du premier montre que les mouvements d'oscillation pour contrôler la largeur probable, ne sont pas identiquement les mêmes que pour la déterminer en première lecture.

33. — Pour *déterminer* la largeur probable, le compas s'élève d'abord verticalement, puis oscille d'avant en arrière ; — pour *contrôler*, les pointes avancent, dès le commencement du troisième temps, d'arrière en avant, mais en décrivant de haut en bas et de bas en haut une suite de lignes brisées de deux à trois centimètres de longueur, à peine séparées l'une de l'autre de quelques millimètres (fig. 9, dessin A).

34. — Les bosses qui déterminent le maximum de largeur ne font souvent qu'une saillie d'une superficie inférieure à celle d'une pièce de cinquante centimes. Il en résulte que si, dans les oscillations pour le contrôle, les zigzags étaient trop écartés les uns des autres, on aurait grande chance de passer à côté de la saillie maximum sans la toucher (fig. 9, dessin B), et, par suite, d'être amené à diminuer l'ouverture du compas et à dicter une mensuration de un à deux millimètres trop étroite.

35. — L'erreur se produirait encore plus sûrement, si, pour le temps de contrôle, la pointe du compas au lieu de suivre une ligne brisée décrivait une série d'ovales concentriques (fig. 9, dessin C). Cette dernière faute est très commune chez les commençants.

REMARQUES COMMUNES A LA MENSURATION DES DEUX DIAMÈTRES

36. — Les corrections et remarques que l'indication de la longueur et de la largeur de la tête peuvent nécessiter sont peu fréquentes.

37. — Quelquefois une blessure à la tête rend la mensuration soit peu exacte, soit même momentanément impossible. L'observateur pour couvrir sa responsabilité ne devra pas négliger de noter en renvoi ces cas de force majeure.

38. — Lorsqu'une mensuration semble extraordinaire, soit par sa grandeur, soit par sa petitesse, il peut être utile de noter au moyen d'un signe conventionnel qu'elle ne résulte pas d'une faute de lecture ou d'écriture. On inscrit en pareil cas à la suite du chiffre dicté les lettres *rv*, (abréviation de *revu*, mensuration revue, contrôlée, dont on garantit l'exactitude quelque extraordinaire qu'elle puisse paraître).

39. — Pour fixer les idées nous dirons, par exemple, qu'une longueur de tête supérieure à 20 ou inférieure à 17 centimètres, doit être suivie de *rv*. Il en est de même pour les largeurs de tête supérieures à 17 et inférieures à 14 centimètres.

40. — L'abréviation *rv* peut figurer au même titre à la suite de toute autre indication chiffrée ou descriptive. Mais c'est pour les diamètres céphaliques qu'elle est du plus fréquent usage.

41. — Les têtes irrégulières ou difformes doivent également donner lieu à des renvois explicatifs, notamment lorsque ces irrégularités peuvent entraîner des erreurs de mensuration.

42. — La non-symétrie des bosses crâniennes qui déterminent le maximum de largeur, ne doit pas amener le mensurateur à modifier le manuel opératoire. Il doit en pareil cas observer avec plus de soin que jamais la symétrie de ses propres mouvements dans le temps de contrôle ; mais de plus, il devra noter en renvoi l'écartement, nécessairement moindre, obtenu lorsqu'on mesure la tête de côté, dans le sens de l'axe de l'irrégularité.

Une note expliquera la particularité ; exemple : *tête (très) irrégulière ; la largeur en inclinant du côté droit* (ou *gauche*) *ne mesure plus que* 14. 5.

CHAPITRE II

Mensurations qui s'effectuent au moyen du compas glissière.

SECTION I

MENSURATION DU DOIGT MÉDIUS GAUCHE

1. — La mensuration du médius s'effectue au moyen des petites branches du compas glissière. Cette indication est précieuse par ce fait **qu'on peut la prendre exactement à un millimètre près.** Elle varie d'ailleurs d'un individu à un autre de plus de trois centimètres et il est matériellement impossible d'exercer sur elle la moindre tricherie. Par contre, elle exige un manuel opératoire assez délicat, qui est calculé de façon à n'avoir pour ainsi dire rien à demander au sujet.

2. — L'indication qu'il s'agit de relever est la longueur du doigt médius de la main gauche mesuré de son extrémité à l'articulation métacarpienne, le doigt étant plié d'équerre par rapport au dos de la main. L'opération peut se diviser en trois temps.

Premier temps (fig. 10 et 11 bis).

3. — Caler obliquement sur son estomac l'extrémité de la grande branche du compas glissière ; se placer vis-à-vis du sujet, lui saisir de la main gauche le médius gauche et le mettre sur le dos du compas glissière, en veillant à ce que le BOUT DU MÉDIUS REPOSE BIEN CONTRE LA PETITE BRANCHE FIXE et à ce que les autres doigts du sujet : index, annulaire et auriculaire, dépassent la tige de chaque côté.

4. — La précaution de faire saillir les autres doigts facilite beaucoup l'exécution des mouvements suivants.

5. — Assujettir le médius du sujet sur la tige en plaçant ses doigts ainsi que le montre la photographie ci-contre, à savoir : le pouce gauche de l'opérateur appuyant sur la première articulation du médius du sujet (pour l'empêcher de se plier en dehors de la tige), tandis que ses autres doigts exercent une pression sur le dos de la main du sujet, de façon à la maintenir pliée en équerre et à forcer l'extrémité du médius à se buter contre le talon de la petite branche (1).

---

(1) Si l'ongle du doigt dépasse la chair, l'opérateur le rogne au moyen d'une petite paire de ciseaux. Quand on a affaire à des prévenus, on leur demande au préalable : « Tenez-vous à votre ongle ? » Dans le cas d'une réponse affirmative, on se contente de retrancher un ou deux millimètres à la mensuration trouvée, suivant la longueur de l'ongle.

2

6. — De la main droite, soutenir la tige un peu au-dessus du curseur, de façon à être à même de pousser ce dernier de un ou deux centimètres.

7. — En cette situation, le médius se présente dans une position presque correcte.

Deuxième temps (fig. 11).

8. — Effectuer un quart de tour sur soi-même, tout en maintenant et en amenant avec soi la main du sujet auquel on recommande en même temps de ne pas bouger.

9. — Il résulte de ce changement respectif de position que le sujet a le bras à moitié tendu, et que son poignet est légèrement plié. En cette position, où tous les tendons extenseurs de la main du sujet sont tendus à leur maximum, et les tendons fléchisseurs de l'intérieur de la main repliés, il n'y a guère de mains, quelque calleuses qu'elles soient, dont le médius ne puisse être amené à prendre une direction rectiligne, pour peu que l'opérateur aide le mouvement en continuant à maintenir la première articulation avec son propre pouce et à pratiquer avec les autres doigts une pression sur le haut de la main du sujet (fig. 11 bis). Cette pression, nous le répétons, a le triple résultat d'appuyer le bout du médius sur le talon, d'empêcher la première articulation de s'écarter de la tige, et de maintenir la position du médius à angle droit par rapport au dos de la main.

10. — L'opérateur a d'ailleurs soin, pour donner de l'aisance à ses mouvements et surtout pour immobiliser son sujet, pour l'empêcher de le suivre dans son quart de tour, de relever très fortement le coude gauche. (Comparer à ce point de vue les photographies des premier et deuxième temps).

Troisième temps.

11. — Faire descendre d'un mouvement un peu sec le curseur tenu par la main droite, exercer une légère pression et lire la graduation AVANT d'abandonner la main du sujet.

12. — Pour cette mensuration dont la précision égale celle de la tête, le millimètre doit être dicté avec autant de soin que le centimètre. Lorsque le curseur s'arrêtera précisément à un demi-millimètre, l'opérateur se décidera pour le chiffre fort ou faible, suivant des considérations secondaires laissées à son appréciation. On peut encore en ce cas recommencer la mensuration. Il est rare que la seconde épreuve ne se rapproche pas plus de l'un des deux millimètres que de l'autre, ce qui met fin à l'indécision.

13. — **Avant tout, pour cette mensuration comme pour toutes les autres, se garder de chercher des chiffres ronds terminés par des zéros, des cinq, ou simplement des nombres pairs : placer l'appareil, opérer et lire exactement ce que donne l'instrument.**

14. — Chercher à arrondir un chiffre, en éviter certains autres, etc. serait ajouter une nouvelle cause d'erreur à celles que l'on commet plus ou moins à chaque appréciation.

SECTION II

MENSURATION DU DOIGT AURICULAIRE GAUCHE

15. — Procéder pour la mensuration du doigt auriculaire gauche de la même façon que pour celle du médius.

16. — La mensuration de l'auriculaire est plus délicate que celle du médius. Il est souvent difficile d'isoler suffisamment la première articulation de ce doigt de l'articulation correspondante et plus saillante de l'annulaire qui vient buter en même temps contre la petite branche et accroître la longueur cherchée d'un ou deux millimètres. — Pour éviter cette erreur : *avoir soin de toujours caler l'auriculaire du sujet contre le plan postérieur de la tige, mais le plus près possible de l'arête supérieure du compas* et non au milieu des deux arêtes comme pour la mensuration du médius. — C'est pour faciliter cette manœuvre que les angles des petites branches de l'instrument ont été évidés.

REMARQUES COMMUNES A LA MENSURATION DU MÉDIUS ET A CELLE DE L'AURICULAIRE

Ankylose.

17. — La principale observation à faire relativement aux mensurations du doigt médius et de l'auriculaire gauche porte sur l'ankylose plus ou moins complète des articulations.

18. — Dans le cas de l'ankylose complète, il faut distinguer entre *l'ankylose rectiligne,* qui peut n'altérer en rien la mensuration, et *l'ankylose à angle droit.*

19. — Nous ne parlons pas de l'ankylose intermédiaire, dite à *angle obtus,* qui ne se rencontre que très rarement à l'état complet.

20. — Lorsque l'ankylose complète force le doigt à rester entièrement replié (ankylose à angle droit), le chiffre de la mensuration n'est guère

supérieur à celui que l'on obtiendrait en mesurant isolément la première phalange. On le note tel qu'il est donné par l'instrument et le renvoi aux marques particulières porte : *ankylose à angle droit des articulations* (en spécifiant par leur numéro les articulations ankylosées) ; enfin la mensuration du médius ou de l'auriculaire *droits* est adjointe à la note.

21. — Mais la cause d'erreur la plus fréquente pour les doigts provient de l'ankylose incomplète, ou plutôt d'une légère induration des articulations qui, chez les ouvriers manuels, forgerons et terrassiers notamment, s'opposent quelquefois à une extension entièrement rectiligne des doigts de la main.

22. — On agit alors de la même façon que pour les orteils pliés (voir la remarque du chapitre : PIED) la mensuration du doigt gauche est prise aussi exactement que possible et notée à sa place habituelle, et l'ankylose est indiquée à la suite du chiffre dicté au moyen de la lettre *k* (qui tient la place du *pl* de l'orteil) suivie du nombre approximatif de millimètres que cette particularité a pu retrancher à la longueur actuelle du doigt. Ces chiffres oscillent entre deux, trois, quatre ou cinq millimètres, rarement plus.

23. — Il serait inutile dans ce dernier cas de noter séparément la mensuration du membre droit correspondant, ce genre d'induration, quand il se présente, étant généralement commun aux deux mains.

Amputation partielle ou totale.

24. — Lorsqu'une ou plusieurs phalanges des deux doigts à mesurer sont amputées, on note à la place habituelle la longueur du membre restant, telle qu'il se présente, et on ajoute en renvoi :

1° L'explication de la particularité ;
2° La longueur du doigt correspondant de la main droite.
Exemple : *Les deux dernières phalanges du médius g. amputées ; Le droit = 12 . 3.*

Les longueurs exceptionnellement petites occasionnées par les opérations chirurgicales sont des indications trop précieuses au point de vue de la classification pour les rejeter, quand elles se présentent.

SECTION III

MENSURATION DU PIED GAUCHE

25. — Se procurer un tabouret solide sur pieds, de 30 centimètres de

large, 50 centimètres de long et 40 centimètres de haut (qui servira également pour le relevé des diamètres céphaliques).

Tracer d'une façon permanente sur le milieu de la banquette et dans le sens de sa longueur le dessin de la plante d'un pied gauche, de façon à indiquer au sujet la place précise où il doit poser le sien.

Premier temps (fig. 12).

26. — Faire prendre au sujet la position indiquée par la photographie ci-contre. Pour y arriver facilement, procéder en décomposant chaque mouvement et en suivant minutieusement les indications suivantes :

27. — Disposer le tabouret à une distance d'un point d'appui, chaise, coin de table, etc, calculée proportionnellement à la taille du sujet, puis commander : METTEZ LE PIED GAUCHE SUR LE DESSIN ; et lorsque ce mouvement est effectué : PENCHEZ LE CORPS EN AVANT....... ET METTEZ LA MAIN DROITE SUR CETTE CHAISE ou SUR CE COIN DE TABLE, etc... Alors seulement ajouter : MONTEZ SUR LE TABOURET D'UNE SEULE JAMBE.

28. — En observant l'ordre et les formules de ces prescriptions on amène en quelques secondes les individus les plus bornés à se placer régulièrement.

29. — Cette position a pour but de forcer le poids du corps à reposer entièrement sur le pied gauche lequel étant opposé à la main droite de l'opérateur, est d'une mensuration plus aisée que le pied droit. En faisant appuyer la main droite sur un point d'appui, l'opérateur amène le sujet à pencher le corps en avant et à déplacer son centre de gravité dans le même sens : mouvement dont la conséquence est de forcer automatiquement les doigts de pied à s'étendre.

30. — Avant de placer l'instrument l'opérateur doit d'ailleurs s'assurer si les orteils sont bien en place et notamment si le gros orteil ne s'appuie pas de côté sur le tabouret, ce qui aurait pour conséquence de le dévier et d'en diminuer la grandeur.

31. — Il va de soi que s'il était plié, soit volontairement, soit involontairement, l'opérateur devrait en rectifier lui-même la position en le prenant avec les doigts et en le redressant.

32. — Généralement quand le pouce est plié avec intention, on s'en aperçoit immédiatement à la position des autres orteils qui suivent involontairement le mouvement du gros, et dont la peau *plissée* frappe à première vue.

33. — Il est du reste difficile de garder cette fausse situation pendant plus d'une minute. Pour achever de rétablir la position normale, il suffit, d'habitude, de faire plier légèrement le genou qui supporte le poids du

corps ; cette flexion détermine généralement l'extension des autres orteils.

34. — Après avoir vérifié la position normale du corps, du pied et en particulier du gros orteil, placer le compas à glissière bien carrément, de façon que le derrière du talon du sujet soit exactement appliqué, avec pression, contre la branche fixe de l'instrument, et que le côté interne du talon et de l'articulation du gros orteil touche à la tige.

35. — Quand on a affaire à des pieds très plats, il arrive souvent que le cou-de-pied, au lieu de former voûte, fait saillie en dessous et empêche la tige de toucher le côté interne du talon. On se contente alors d'appliquer l'instrument contre cette saillie parallèlement à la position qu'il aurait occupée sans cette anomalie.

36. — Quelle que soit la voûte du cou-de-pied, il ne faut pas craindre d'exercer avec l'instrument une certaine pression à la fois contre le talon et contre le côté du pied. La mensuration en sera d'autant plus précise.

Deuxième temps (fig. 13).

37. — Descendre le curseur d'un mouvement moins sec que pour la mensuration du doigt, mais de façon néanmoins à toucher suffisamment.

38. — Exercer une pression avec le pouce droit sur la première et la deuxième articulation de l'orteil pour s'assurer que la poussée exercée par le curseur n'a pas plié l'orteil à nouveau, ou que le sujet n'a pas replié ses doigts de pied. Puis inviter le sujet à fléchir sur le genou gauche en accompagnant au besoin ce commandement d'une légère pression exercée sur le derrière du genou.

39. — La flexion du genou et la pression du doigt suffisent d'habitude pour rétablir les choses en état, et le curseur recule de lui-même de un ou deux millimètres sous la simple impulsion de l'orteil détendu, et sans que l'opérateur ait à le toucher autrement (1).

Troisième temps.

40. — Avant de lire, replacer et resserrer légèrement l'instrument que le mouvement de flexion du genou a pu déranger et dicter finalement le chiffre indiqué.

41. — Il faut avoir soin, lorsque en dernier lieu on appuie sur le gros orteil, de ne pas exercer la pression sur le bout de l'ongle, ce qui ferait saillir la chair et accroîtrait indûment la longueur, mais de chercher à aplatir les deux articulations.

42. — Nous croyons devoir mettre les opérateurs en garde contre

---

(1) Il est indispensable, pour que ce recul puisse s'effectuer facilement, que la tige de l'instrument soit toujours propre et au besoin légèrement huilée.

cette façon de raisonnement qui consiste à dire que jamais un soulier dont on aurait pris la longueur d'une façon aussi juste, ne pourrait être chaussé.

Le but poursuivi ici n'est pas de faire une paire de souliers, mais de chercher à prendre une longueur constante que l'on ne puisse altérer et que l'on soit toujours à même de reprendre aussi exactement, quel que soit le moment et le lieu où l'on opère.

43. — L'approximation tolérée pour la mensuration du pied est de un, et dans certains cas, de deux millimètres, ce qui, en tenant compte du doublement de l'erreur (voir la note de la page 3), peut occasionner une différence de 3 millimètres entre deux mensurations consécutives du même pied. — Des divergences comme cette dernière, sans être des erreurs proprement dites, sont toujours l'indice d'une certaine négligence.

REMARQUES RELATIVES A LA MENSURATION DU PIED GAUCHE

44. — Les observations auxquelles donne lieu la mensuration du pied, portent sur quatre points principaux :

1° *Déviation du gros orteil.*

45. — La lettre *d* inscrite à la suite du chiffre indique que l'orteil est dévié en dedans du pied, vers les autres doigts.

46. — On fait suivre cette initiale du nombre de millimètres dont on estime que cette inclinaison a pu diminuer le pied.

Ainsi : Pied 24. 6 — *d* 3, indique un pied de vingt-quatre centimètres *six* millimètres qui, à une époque antérieure, avant d'être dévié, aurait pu mesurer vingt-quatre centimètres *neuf* millimètres.

2° *Rétraction du gros orteil.*

47. — Les lettres *pl.* (abréviation de plié), suivies des chiffres 2, 3, 4, (sous-entendu millimètres) corrigent approximativement la diminution que pourrait occasionner une rétraction habituelle du gros orteil.

48. — Cette infirmité, généralement occasionnée par l'usage de souliers trop courts, a reçu, lorsqu'elle est très prononcée, le nom caractéristique *d'orteil en marteau ;* mais il est rare de la rencontrer à ce degré sur le gros orteil. Elle pourrait dans ce dernier cas occasionner une diminution dans la longueur du pied qui dépasserait un demi-centi-mètre.

49. — Nous ne saurions trop recommander, avant d'inscrire un *pl.* de s'assurer, en faisant plier le genou et en exerçant une pression sur la première articulation, si la rétraction n'a pas été simulée ou exagérée.

3° Le deuxième orteil dépasse le premier.

50. — La troisième indication qui puisse être relatée en marge du pied est relative au cas où le deuxième orteil dépasse le premier. On indiquera abréviativement cette particularité au moyen du signe employé en arithmétique pour exprimer les inégalités : $>$, que l'on fera précéder du chiffre romain IIe (sous-entendu orteil) et suivre du nombre de milli-mètres dont le deuxième orteil dépasse le premier.

Exemple : *pied : 26. 4 IIe* $>$ 2, 3, ou 4 millimètres.

51. — Cette particularité du deuxième orteil dépassant le premier ne change en rien le manuel opératoire de la mensuration du pied.

52. — L'opérateur doit faire en sorte de ne pas refouler le deuxième orteil, tout en veillant à ce que la branche mobile touche le bout du pied et à ce que la flexion du genou soit exécutée, dans les cas de ce genre, d'une façon plus complète.

53. — La notation IIe $>$, outre qu'elle constitue une marque parti-culière, attire l'attention sur une légère source d'erreur qui passée ina-perçue aurait pu fausser une mensuration antérieure.

4° Amputation totale ou partielle du pied gauche.

54. — Pour les pieds amputés, il faut distinguer entre l'amputation partielle ou totale.

55. — Si l'amputation est totale, la mensuration du pied gauche figure à sa place habituelle sous l'indication 000, et un renvoi aux marques particulières donne : 1° l'explication de la particularité, 2° la longueur du pied droit, sous la forme suivante :

Exemple : *Pied g. amputé au-dessus de la cheville ; le droit* $=$ 25. 4.

56. — On procède de même pour les ablations partielles soit des orteils, soit de toute la partie antérieure du pied, avec cette différence que la mensuration du pied gauche figure alors telle que l'a donnée l'instrument.

57. — Il va de soi que dans les cas de ce genre la précision rigou-

reuse des mensurations ordinaires n'aurait plus sa raison d'être. La flexion sur le genou gauche, la pression de l'instrument, etc., ne doivent plus être observées. Souvent la mensuration doit être prise le sujet étant assis.

58. — Si la cicatrisation est récente, toute mensuration, même approximative, est ajournée. Un renvoi aux observations donne l'explication de ces cas exceptionnels et couvre la responsabilité de l'opérateur. Il y a là une question de tact et d'humanité, sur laquelle il est inutile d'insister.

SECTION IV

MENSURATION DE LA COUDÉE GAUCHE

59. — Se procurer une table un peu haute, et un compas glissière dont la tige ait de cinquante-cinq à soixante centimètres de longueur (ou à défaut de cet instrument une planche graduée).

Faire prendre au sujet la position suivante :

Premier temps (fig. 14).

60. — L'avant-bras gauche et la main formant avec le bras un angle aussi aigu que possible et reposant à plat (les ongles en dessus) sur le bord de la table situé du même côté que le sujet.

61. — Dans cette position, l'extrémité saillante du coude, le milieu de la face postérieure du poignet, la première articulation et le bout du médius doivent être en ligne droite.

62. — Le bras doit être assez approché du bord de la table pour que l'index puisse reposer directement sur l'arête de la table, et que le pouce, dégagé des autres doigts, puisse pendre en dehors.

Deuxième temps.

63. — Placer le compas glissière la grande branche fixe contre le coude, la tige graduée touchant l'avant-bras et la main du sujet du côté de l'auriculaire, dans une direction parallèle à l'axe du bras.

Troisième temps (fig. 15).

64. — Descendre la branche mobile jusqu'à pression contre l'extrémité du médius, puis aplatir le dos de la main et le poignet du sujet, tout en veillant à ce que la coudée repose bien de toute sa longueur sur la table et à ce que la branche fixe continue à toucher la pointe du coude.

65. — Lire et dicter l'indication de l'appareil.

REMARQUE RELATIVE A LA MENSURATION DE LA COUDÉE

66. — Une partie des observations relatives à la coudée ont déjà été formulées à l'occasion de la mensuration du médius. Il est inutile d'y revenir (ankylose, amputation du doigt).

67. — En dehors de ces cas, l'obstacle le plus fréquent à la mensuration correcte de cette longueur est l'ankylose plus ou moins complète du coude. En pareille occurence, agir comme il a été indiqué précédemment pour le pied, le doigt, etc : mesurer le membre tel qu'il se présente et indiquer en renvoi la longueur du côté opposé.

68. — La coudée peut jusqu'à un certain point être influencée par la tricherie, soit en pliant modérément les doigts, soit en exagérant la cambrure naturelle du poignet.

69. — Toutes les fois qu'il y aura lieu de soupçonner une tentative de ce genre, inscrire après le chiffre de la mensuration la lettre *tr* (abréviation du mot *tromperie* suivie elle-même du nombre de millimètres que l'on supposera avoir été ainsi dissimulés.

70. — L'approximation tolérée pour la mensuration de la coudée est de trois millimètres en dessous du chiffre vrai et d'un seul en dessus.

SECTION V

MENSURATION DE L'OREILLE DROITE (1)

71. — Nous joignons la mensuration de l'oreille aux indications qui se prennent avec le compas glissière ordinaire, quoique dans la pratique ce dernier renseignement soit relevé au moyen d'un compas exclusivement réservé à cet usage, d'un modèle plus petit, mais de forme identique (fig. 3).

72. — On procède généralement à cette mensuration après celles de la tête, c'est-à-dire avant de prendre le grand compas glissière, à un moment où le sujet est debout.

Néanmoins les opérateurs de petite taille préfèrent relever cette mensuration lorsque le sujet est encore assis.

(1) Pour l'oreille le côté droit a été choisi de préférence au gauche (à l'encontre des autres mensurations) à cause de la plus grande facilité de l'opération, et par suite de l'usage qui a fait prévaloir en photographie le profil de droite sur celui de gauche.

Premier temps (fig. 16).

73. — Le sujet ayant la figure tournée vers la fenêtre, lui faire incliner légèrement la tête à gauche et en arrière, de façon que l'oreille se présente bien et que l'extrémité inférieure de la tige du compas ne puisse se buter contre l'épaule, ce qui se produirait infailliblement, si la tête conservait sa position normale.

74. — De la main droite, placer la tige du compas dans une position presque verticale, mais parallèle à la ligne déterminée par le tragus et les deux attaches supérieures et inférieures de l'oreille, les grandes branches (les seules qui existent sur le compas spécial) étant dirigées vers le derrière de la tête et, autant que possible, à plat sur le crâne, la branche fixe en haut, et la mobile en bas.

Deuxième temps.

75. — De la main gauche, immobiliser la branche fixe du compas en prenant pour point d'appui le haut de la tête du sujet, le pouce gauche légèrement allongé appuyant fortement sur le bouton de cette branche de façon qu'elle touche, SANS DÉPRIMER, le bord supérieur de l'oreille, et en même temps pousser lentement la branche mobile, au moyen du pouce droit, jusqu'à AFFLEUREMENT avec le point extrême de la goutte de l'oreille.

76. — Dans ce mouvement, qui demande une grande sûreté de main, appuyer de préférence le pouce droit sur le poussoir placé sur le même côté que les grandes branches.

Troisième temps.

77. — Lire et dicter l'indication de l'index après avoir jeté un dernier coup d'œil sur la position des deux branches.

REMARQUES RELATIVES A LA MENSURATION DE L'OREILLE

78. — Nous ne saurions trop insister sur le soin qu'il faut porter dans cette opération pour ne pas déprimer la peau de l'ourlet supérieur ou de la goutte, ce qui occasionnerait, de la façon la plus aisée du monde, une différence de plusieurs millimètres.

79. — Une autre difficulté se présente pour les gouttes collées qui se prolongent en pointe le long de la joue.

C'est la dernière extrémité de la pointe, quelque tenue qu'elle soit, qui sert de point de repère à la mensuration.

80. — On indique cette particularité qui peut être une cause d'erreur, au moyen des lettres pr [prolongée] inscrites à la suite du chiffre de la mensuration.

81. — Les oreilles déchirées, échancrées, coupées etc., doivent être

mesurées telles quelles, d'après les principes exposés aux articles *pied* *et doigts*.

82. — L'approximation tolérée pour la mensuration de l'oreille est de un millimètre.

CHAPITRE III

Mensurations qui s'effectuent au moyen de toises verticales et horizontales.

SECTION I

MENSURATION DE LA TAILLE

1. — Prendre la taille, le sujet étant pieds-nus, dans la position du soldat sans armes, telle qu'elle est définie dans les théories militaires : les talons réunis et touchant au montant de la toise, les pieds un peu moins ouverts que l'équerre et également tournés en dehors, les genoux tendus, le corps droit et d'aplomb, les épaules effacées et également tombantes, les bras pendant naturellement le long du corps, le cou tendu, le menton légèrement rentré, le regard horizontal (fig. 17).

2. — Chez les personnes voûtées, il résulte souvent de cette position que le derrière de la tête ne touche plus le montant vertical de la toise. Ce serait une faute de faire relever les têtes de ce genre jusqu'à ce qu'elles touchent la toise. On pourrait occasionner ainsi une diminution de plus d'un centimètre sur la longueur réelle.

3. — En règle générale, placer le sujet de manière à lui faire prendre sa hauteur maximum, tout en veillant à ce que ses talons touchent à terre.

4. — La taille est de toutes les mensurations du système la plus délicate, celle sur laquelle le sujet peut le plus facilement tricher. La moindre négligence dans la position décrite ci-dessus peut occasionner une différence d'un centimètre. Enfin, le corps se tasse chaque année après vingt-cinq ans d'âge, quelquefois plus tôt. En supposant que toutes ces erreurs s'ajoutent dans le même sens, il faut tenir pour établi que le même sujet d'âge adulte et toisé à plusieurs années d'intervalle, peut présenter une diminution qui peut aller jusqu'à trois centimètres et une augmentation qui peut aller jusqu'à un centimètre.

5. — Ces cas mis à part, il y a **faute de l'opérateur lorsqu'il y a divergence de plus de un centimètre, et faute lourde pour plus de deux centimètres.**

6. — La taille se dicte et s'écrit en mentionnant les centimètres exactement et les millimètres approximativement, tels que les laisse deviner le curseur de la toise.

REMARQUES RELATIVES A LA MENSURATION DE LA TAILLE

7. — A coté de la ligne consacrée à l'indication de la taille, on a soin d'inscrire le degré *de voûte du dos* : 1, 2, 3 centimètres, ou des guillemets, quand la position est correcte, ce qui est le cas le plus fréquent.

8. — Par cette correction l'opérateur cherche à atténuer ce que l'indication a d'aléatoire. Il marque 1 centimètre, quand l'individu est légèrement voûté ; 2, quand la voûte est plus accentuée; 3, quand elle est très prononcée. Le chiffre 4 ne s'emploie qu'exceptionnellement ; 5, 6, etc., ne peuvent convenir qu'à des bossus.

9. — L'opérateur en s'exerçant soi-même devant une toise à observer la diminution de taille qu'il produit en se voûtant plus ou moins, arrivera rapidement à une détermination rigoureuse.

10. — Ainsi la notation : Taille 1 mètre 65 — V 3, s'applique à un homme voûté auquel la toise donne une hauteur d'un mètre soixante-cinq centimètres, mais qui, en d'autres circonstances, dans sa jeunesse ou en bonne santé, alors qu'il se tenait droit, ou *voulait* se tenir droit, aurait eu trois centimètres de plus, soit un mètre soixante-huit centimètres.

11. — L'exemple suivant, au contraire : Taille 1 mètre 68 — V » (V étant suivi de guillemets), s'applique à un homme se tenant suffisamment droit qui, si les autres renseignements concordent, pourrait être le même que celui de l'exemple précédent.

SECTION II

MENSURATION DE LA GRANDE ENVERGURE

12. — L'envergure est la plus grande longueur que puissent atteindre les bras étendus en croix.

13. — On prend cette mensuration au moyen d'un double mètre rigide en bois que l'on applique, à la hauteur des épaules, sur le dos

du sujet qui étend les bras et écarte en même temps légèrement les jambes.

14. — Pour une installation permanente, faire tracer sur un pan de mur, de deux mètres au moins de long, une graduation centimétrique horizontale, commençant à un mètre du point de repère et dépassant deux mètres.

15. — Établir ces divisions à la hauteur des épaules d'un homme de moyenne taille et les prolonger en dessus et en dessous d'au moins vingt centimètres, de façon qu'elles puissent s'adapter à toutes les tailles (fig. 18).

16. — **La grande envergure se lit en centimètres et on néglige toujours les millimètres supplémentaires.** Le chiffre inscrit se trouve par cela même inférieur de trois, quatre, cinq millimètres à la longueur réelle. Vers le six ou septième millimètre on dicte l'unité centimétrique suivante.

REMARQUES RELATIVES A LA MENSURATION DE LA GRANDE ENVERGURE

17. — Il serait complètement inutile de noter les millimètres pour une mensuration sur laquelle le sujet peut tricher de deux centimètres en dessus et de trois centimètres en dessous du chiffre vrai.

18. — Cette cause d'erreur doit d'ailleurs être compensée en partie par l'indication de la voûte de la grande envergure, notée de la même manière que pour la taille.

19. — On a souvent lieu d'appliquer cette correction chez les individus qui ont eu les articulations des bras raidies par suite de rhumatismes, de rachitisme, etc...

20. — Devant une personne qui déclare ne pouvoir ouvrir les bras, le rôle du mensurateur n'est pas de découvrir s'il y a vraiment incapacité. Il mesure le plus grand écartement des bras tel qu'il se présente, quand bien même, par suite de la luxation ou de la paralysie de l'un d'eux, la grande envergure se réduirait à la longueur d'un seul bras ajoutée à la largeur des épaules. Mais il a soin d'ajouter, en une note explicative, la longueur probable telle qu'elle se présenterait si les deux bras pouvaient s'étendre entièrement.

21. — Il faut veiller chez les rachitiques à ce que les poignets collent autant que possible au mur gradué. Au besoin on aide ce mouvement d'aplatissement en pratiquant une très légère pression sur les articulations.

22. — Il ne faut attacher à la grande envergure qu'une valeur secondaire au point de vue de l'identification. C'est un renseignement qui ne doit être utilisé qu'en dernier. De ce rôle secondaire, il ne faudrait pas

conclure qu'on puisse se relâcher à son sujet de l'attention et du soin que l'opérateur ne doit cesser d'apporter à tout son travail.

SECTION III

MENSURATION DU BUSTE

23. — Se procurer spécialement pour cet usage un tabouret de 25 centimètres de profondeur, 30 centimètres de long et 40 centimètres de haut, l'adosser au mur dans le sens de sa longueur et le fixer d'équerre au moyen de quelques clous.

24. — Établir une graduation jusqu'à 1 mètre 20 environ, **en partant du tabouret.**

Premier temps (fig. 19).

25. — Le sujet étant en bras de chemise, l'inviter à s'asseoir sur le tabouret « *bien à fond, les fesses au mur* » , en se servant de ces mêmes expressions ; vérifier en passant la main sur le dos du sujet si cette prescription a été exécutée rigoureusement ; s'assurer *de visu* si les reins sont bien cambrés, les épaules également tombantes et la tête dans la position normale.

Deuxième temps.

26. — Descendre l'équerre mobile (la même que pour la taille) et dicter le chiffre indiqué.

REMARQUES RELATIVES A LA MENSURATION DU BUSTE

27. — Les observations sur le degré d'affaissement du dos et sur les tricheries possibles sont les mêmes que pour la taille ou l'envergure et se corrigent de la même façon, par l'indication de la *voûte du buste.*

28. — Le buste varie de plus de 10 centimètres chez les individus de même taille et se mesure facilement à 3 ou 4 millimètres près sur *les sujets de bonne volonté.* **La différence entre deux mensurations du même sujet,** quelles que soient les causes d'erreurs, **ne doit jamais dépasser 1 centimètre,** en tenant compte, bien entendu, des corrections indiquées par la voûte du buste.

DEUXIÈME PARTIE

Renseignements descriptifs.

CHAPITRE Ier

Notation de la couleur des yeux.

PRINCIPES GÉNÉRAUX

1. — La confusion que l'on remarque dans la désignation de la couleur des yeux provient en grande partie de la nécessité où l'on se trouve, pour les signalements de la langue courante, de relever la couleur de l'iris sous les éclairages les plus divers. C'est ainsi par exemple qu'un œil bleu foncé observé à contre jour et à quelques mètres de distance, paraîtra noir par suite de l'opposition de la couleur foncée de l'iris sur ce que l'on appelle le blanc de l'œil.

2. — L'œil gris du public n'est le plus souvent qu'un œil bleu plus ou moins jaunâtre et qui ne paraît gris qu'à cause de l'ombre projetée par les sourcils etc...

3. — Toutes les autres qualifications en usage pour la désignation de la couleur de l'œil participent de cette confusion et doivent être oubliées par le lecteur dès le début de cette étude.

4. — Pour analyser la couleur de l'iris d'une manière uniforme, le premier soin de l'observateur devra être de se placer vis-à-vis son sujet, à trente centimètres environ de lui et le dos tourné au jour, de telle sorte que l'œil à examiner reçoive en plein une lumière vive (mais non les rayons du soleil) ; puis il l'invitera à le regarder *les yeux dans les yeux*, en lui soulevant légèrement de sa main droite le milieu du sourcil gauche (fig. 20).

5. — Observé de cette façon, il arrive quelquefois que l'iris présente entre le droit et le gauche de notables différences de ton et de nuance.

3

Aussi est-il recommandé de baser uniquement l'observation sur l'œil *gauche* qui fait face à la dextre de l'opérateur. Il n'est dérogé à cette règle que lorsque cet œil est détérioré d'une façon permanente par une taie ou une inflammation ou que l'orbite est vidé, tandis que le droit est resté sain.

6. — L'observateur ne commencera à faire des relevés écrits que lorsqu'il aura examiné dans ces conditions les yeux d'un certain nombre d'individus et qu'il se sera pénétré des principes de la méthode de notation prescrite ci-après.

7. — Le rond de l'œil ou prunelle se compose d'un cercle central appelé *pupille* et d'une bande circulaire colorée appelée *iris*.

8. — Quand on parle de la couleur d'un œil, c'est l'iris nécessairement que l'on a en vue, la pupille étant uniformément noire sur les yeux les plus clairs comme sur les plus foncés.

9. — On distingue dans l'*iris* deux zônes principales dont la coloration diffère généralement : 1° la zône centrale ou pupillaire appelée encore auréole ou petit cercle ou cercle tout court, (c'est elle qui borde la pupille) ; 2° la zône périphérique ou externe (c'est la partie de l'iris voisine du blanc de l'œil) :

10. — La base de la notation repose sur ce point, à savoir : qu'il n'y a dans l'espèce humaine que deux types d'yeux fondamentaux : les yeux bleus et les yeux marron, et que toutes les autres teintes doivent être regardées comme intermédiaires entre ces deux types.

11. — Nous entendons par yeux *bleus* ou mieux *impigmentés* (la suite fera comprendre l'explication de ce mot) les yeux *bleu pâle, bleu azur, bleu violet* et *bleu ardoisé*. Ces adjectifs se définissent d'eux-mêmes. Ajoutons que ces sous-divisions sont souvent difficiles à établir, beaucoup d'yeux plus ou moins voisins du bleu pouvant participer à la fois de trois de ces qualificatifs [fig. 21, de A à F].

12. — Quant aux yeux marron, leur teinte est unique et rappelle l'écorce du fruit de ce nom lorsqu'il est mûr et frais et que son enveloppe est encore nette et brillante. C'est l'œil noir du public, l'œil de l'Arabe, du nègre, des méridionaux en général. Le ton des yeux de cette classe est plus ou moins foncé, plus ou moins clair, mais l'aspect général en est plus uniforme que celui de la série des yeux bleus.

13. — Quant aux yeux intermédiaires qui forment les trois quarts des yeux de notre pays, la plupart se rapprochent manifestement soit de l'œil impigmenté (pâle, azur, violet ou ardoisé), soit de l'œil marron : c'est l'*intensité de leur pigmentation* qui sert de base à leur dénomination et à la classification qui en découle.

Pigmentation.

14. — On appelle *pigment* de l'œil la matière plus ou moins *jaune-orange* qui s'observe dans la plupart des yeux de notre pays lorsqu'on les examine dans les conditions d'éclairage prescrites au début de ce chapitre. (§ 4). Plus le pigment est abondant dans un œil, plus il paraît foncé et voisin du marron.

15. — Dans la très grande majorité des cas, cette matière jaune-orange se groupe en cercle (ou auréole) autour de la pupille et quelquefois en pointillés ou en petites taches triangulaires dans la zône périphérique.

16. — Les quatre variétés de pigmentation qui servent à la notation et à la classification des yeux intermédiaires sont les pigmentations *jaunes, oranges, châtains* et finalement *marron*.

17. — Les yeux incomplètement marron, c'est-à-dire dont la superficie n'est pas entièrement recouverte de marron, se subdivisent à leur tour :

1° En *cercle marron*, quand le marron est groupé autour de la pupille ;

2° En *marron irisé*, quand le pigment envahit en outre une partie de la périphérie en ne laissant à découvert sur le champ de l'iris que des secteurs ou des croissants soit jaune verdâtre, soit ardoisé foncé.

18. — Cette distinction entre *cercle* et *irisé* est également applicable aux autres pigmentations, mais à titre de renseignements descriptifs, sans entraîner de sous-divisions.

19. — En résumé les sept divisions que l'on obtient finalement se présentent dans l'ordre ci-après, et permettent d'assigner une place à toute espèce d'œil (fig. 21) :

1° Impigmenté (c'est-à-dire iris dépourvu de matière jaune-orange),
2° Pigmenté de jaune,
3°   —   d'orange,
4°   —   de châtain (incomplètement),
5°   —   de marron en cercle,
6°   —   de marron irisé,
7°   —   de marron pur.

Cette échelle de couleurs doit être apprise par cœur et pouvoir être récitée sans hésitation de haut en bas et de bas en haut.

Il importe d'être fixé exactement sur la signification de chacun de ces mots.

20. — Le pigment *jaune* se rapproche suffisamment soit du jaune de la fleur de soufre, soit du jaune de Naples (qualité pâle).

21. — L'*orange* est reproduit exactement non pas par l'écorce du fruit de ce nom, mais par ce que l'on appelle en peinture la terre d'ocre jaune. Le terme exact serait *orangé jaune*.

22. Le *châtain* rappelle la terre de Sienne naturelle ou brûlée, ou encore l'écorce de la châtaigne lorsqu'elle est sèche et poussiéreuse.

23. — En pratique et en absence d'une échelle de comparaison, on classe les variétés de pigmentation de l'œil en concentrant l'observation sur les points suivants :

1° Le jaune se distingue de l'orange par l'absence manifeste de reflets rougeâtres, ou par une pigmentation très peu abondante ;

2° L'orange du châtain par une nuance plus éclatante et non ternie de noir ;

3° L'œil marron se distingue du châtain par une pigmentation plus veloutée, plus abondante et généralement plus foncée.

Périphérie.

24. — Pour achever la peinture de l'œil, on inscrit en seconde ligne, en dessous de la pigmentation, la nuance de la zône périphérique (voir § 9), abstraction faite des irisations pigmentaires qui pourraient s'y trouver. On a recours pour cette description aux mots de la langue usuelle. Les adjectifs les plus employés pour les *trois premières classes* sont : bleu suivi des qualificatifs pâle, azur ou ardoisé, ou encore bleu verdâtre, bleu sale, bleu violet, etc. Eviter de se servir du mot *gris* dont la signification est toujours mal définie.

25. — La périphérie des pigmentations *cercle marron* et *marron irisé* est généralement, avons-nous dit, jaune verdâtre clair, ardoisé verdâtre ou verdâtre foncé.

26. — Quant à la périphérie des yeux pigmentés de châtain, elle participe également soit des nuances qui la précèdent, soit des nuances qui la suivent dans l'échelle pigmentaire ; elle est généralement jaune verdâtre plus ou moins foncé et souvent bleu verdâtre.

Sur l'emploi des mots : Franc et Limite.

27. — Dans la notation de la couleur d'un œil, c'est l'indication du pigment qui est la clef de la classification ; une erreur d'appréciation sur ce point peut annuler toute recherche future.

28. — Quand on hésitera entre deux qualificatifs, on inscrira sur la première ligne le terme qui semblera le plus probable, et sur la troisième (la deuxième restant réservée à l'indication de la périphérie), celui avec lequel la confusion serait possible, mais en le faisant précéder du mot « Limite ».

Ainsi la formule :

Cercle orange moyen,
Bleu verdâtre clair,
Limite cercle jaune,

exprimera une pigmentation intermédiaire entre le jaune et l'orange, c'est-à-dire dotée d'une teinte où le *rouge* est en si petite quantité qu'il pourrait passer inaperçu aux yeux d'un autre observateur. Le *presque* *équivalent* de l'œil *orange-limite jaune* est l'œil *jaune-limite orange*.

De même l'œil :

Marron pur moyen,
     »   »
Limite marron verdâtre,

désignerait un œil marron, où un examen attentif permettrait de découvrir des stries verdâtres en quantité minime mais suffisante pour qu'un autre observateur pût être amené à classer l'œil dans la rubrique :

Marron moyen,
Verdâtre moyen,
Limite marron pur.

29. — L'expérience montre qu'il est impossible qu'un observateur quelque peu familiarisé avec la sériation que nous avons donnée plus haut (§ 9), hésite entre plus de deux qualificatifs, ou, ce qui revient au même, *enjambe* une nuance entière et qualifie par exemple de jaune ce qu'il aura classé antérieurement dans le châtain, ou encore confonde l'orange avec le marron, ou un œil *cercle marron* avec un œil *marron* *pur*. (1)

Son hésitation et ses erreurs seront forcément limitées **entre deux séries voisines.**

L'emploi de la limite est d'un secours puissant pour tous les cas douteux. C'est une sauvegarde, une échappatoire que l'observateur se ménage à lui-même.

_____

(1) Il n'y a d'exception que pour la pigmentation châtain qui peut être limite à la fois du cercle marron et du marron verdâtre (voir le § 43).

30. — Là où l'hésitation n'est pas possible, on indique l'absence de limite par le mot *franc*, également inscrit sur la troisième ligne.

Exemple :

> *Bleu jaunâtre,*
>
> »   »
>
> *franc.*

Tons et signes complémentaires.

31. — Outre la désignation des couleurs composantes, il importe de spécifier :

1° Le ton ou l'intensité de ces nuances ;

2° Leurs quantités respectives.

32. — L'intensité des nuances se note au moyen des mots : *clair, moyen, foncé,* ajoutés à chacune d'entre elles.

Ainsi un œil *jaune foncé bleu azur moyen* indique un œil d'un bleu ordinaire irisé de jaune foncé, c'est-à-dire d'un jaune prononcé ; tandis que *jaune clair* désignerait un jaune citron ou un jaune soufre.

33. — Le qualificatif *pâle* joint à l'œil bleu sert à indiquer la présence de stries *blanchâtres* (qu'il ne faut pas confondre avec les stries *jaunâtres).*

34. — La quantité respective de chaque couleur est un élément descriptif aussi important que son intensité. Quand un des éléments prime manifestement l'autre, on exprime cette suprématie en soulignant le terme en question. S'agit-il, au contraire, d'indiquer le rôle minime joué dans la coloration générale de l'iris par l'une des nuances relevées ? On entoure de parenthèses le qualificatif employé.

35. — Ainsi un œil *(jaune clair-) bleu violet moyen,* indiquera un œil bleu irisé de légères stries jaunâtres ; tandis qu'un œil *jaune-(bleu violet)* s'appliquera à un œil où le bleu est pour ainsi dire noyé. *Jaune-(bleu)* et JAUNE-*bleu* (jaune souligné) sont presque équivalents : la première formule est affirmative sur la quantité minime de bleu, la seconde, sur le rôle prépondérant joué par le jaune.

36. — Quand les nuances composantes occupent sur le champ de l'œil des espaces approximativement égaux et qu'il n'y a pas lieu de souligner un terme plutôt que l'autre, on exprime cette égalité par le signe ⚌ inscrit à la troisième ligne en avant des mots : *Limite* ou *franc.*

37. — Ainsi, de même que la désignation de chaque œil doit être accompagnée en troisième ligne des mots *franc* ou *limite*, chaque

nuance doit être accompagnée (outre les mots clair, moyen, foncé), soit du soulignement, soit de la parenthèse, soit en troisième ligne du signe égal.

REMARQUES SUR QUELQUES CAS EXCEPTIONNELS

38. — Dans la très grande majorité des cas, à mesure que l'on s'élève dans l'échelle la quantité de pigment croît avec l'intensité de la teinte. C'est ainsi qu'en fait de pigment il n'y a guère que le *jaune* qui soit usuellement mis entre parenthèses, exceptionnellement l'orange, et jamais le châtain.

39. — Bien plus, quand on rencontre un œil manifestement bleu doté *uniquement* de quelques pointillés d'un orange clair et vif *(jaune-souci*, par exemple), il est d'habitude de le classer au jaune, c'est-à-dire aux yeux peu pigmentés, plutôt qu'à l'orange. Il en est de même : 1° pour les cercles marron très peu abondants qui sont mis au châtain, où ils se trouvent au milieu d'une pigmentation plus voisine de la leur comme quantité ; 2° pour les cercles roux foncé, *irréguliers et très incomplets*, que l'on classe à l'orange de préférence au châtain.

Autrement dit, la classification est basée à la fois sur la *qualité* et la *quantité* du pigment ; quand exceptionnellement le second facteur ne suit pas le premier, l'œil rétrograde d'une classe (1).

40. — Répétons d'ailleurs qu'en pareilles occurrences, l'observateur doit plus que jamais se couvrir par l'indication des limites possibles.

41. — Le châtain donne lieu à une autre observation du même genre. Par son ordre dans l'échelle, cette classe occupe le milieu entre l'œil bleu et l'œil marron et ne réunit que des yeux d'une pigmentation *incomplète*. Il en résulte qu'il est préférable de ranger au *marron verdâtre — limite châtain*, les yeux presque entièrement châtain foncé, où la matière colorante n'est pas groupée en cercle autour de la pupille, mais serait indistinctement et abondamment répandue dans tout l'œil. L'aspect général des yeux de cette classe est d'ailleurs infiniment plus rapproché de celui des yeux *marron-verdâtre* que des yeux *cercle châtain*.

42. — Quant aux yeux pigmentés de *châtain pur* et qui, par analogie, devraient être classés au *marron pur*, il ne se rencontre pour ainsi dire jamais sans mélange de verdâtre.

_____

(1) Sans cette exception, il y aurait à la division *orange* des yeux *limite-impigmenté* ; et inversement à la division des *impigmentés*, des yeux *limite-orange*. — Ces enjambements par dessus une classe (celle du jaune) troubleraient la classification. L'orange en si petite quantité est d'ailleurs difficile à distinguer du jaune.

43. — Remarquons enfin que, par exception à la règle du § 29, le pigment châtain peut être à la fois limite de la 5ᵉ et de la 6ᵉ division (cercle marron et marron verdâtre) et inversement. Cette anomalie provient de la subdivision du marron en trois classes, tandis que les autres pigments, jaune, orange, et châtain, restent chacun groupé en une seule division.

Récapitulation et correspondance de la nouvelle notation avec l'usuelle.

44. — L'œil *marron,* quel que soit son ton, se définit de lui-même et rappelle les nuances de plus en plus foncées par lesquelles passe l'écorce du marron dans son évolution vers la maturité.

45. — L'œil bleu *azur* est connu de tout le monde. Le *bleu sale* ou *bleu trouble* est intermédiaire entre le bleu azur et le bleu ardoisé. *Bleu ardoisé* (ou bleu *violet trouble* pour les tons clairs) remplace, dans certains cas, les expressions de *bleu-gris* et de *gris* tout court.

46. — Rien de plus inexact, de plus vague, que le qualificatif de *gris* appliqué, dans la pratique journalière, sur plus des trois quarts des signalements.

A proprement parler, la teinte grise est un mélange de blanc et de noir dont la gamme complète s'étend du noir au blanc. Comme exemple du gris, on peut citer la tache que laisse sur du papier blanc, un trait au fusain étalé au moyen d'une estompe, ou un lavis à l'encre de Chine sur fond blanc. Jamais œil humain observé dans les conditions prescrites, ne présente de tons approchants. Le centre de l'œil ou pupille est, avons-nous dit plus haut, un petit cercle nécessairement noir; quant à la zône concentrique appelée *iris,* qui entoure la pupille, elle a toujours un fond coloré; elle ne saurait donc être qualifiée de grise.

A regarder de près et sous un bon éclairage, les yeux gris du public sont bleu jaunâtre clair, ou bleu pâle violacé.

Il semblerait donc qu'ils devraient appartenir toujours aux tons clairs.

Mais, par une contradiction inexplicable, le public applique également ce qualificatif de gris à certains yeux bleu foncé, appelés aussi quelquefois gris d'acier et que nous désignons sous le terme de *bleu ardoisé* pour les tons foncés, et *bleu violet* pour les tons clairs.

Tout le monde connait la couleur des ardoises foncées d'Angers tandis que la couleur bleuâtre que prend l'acier trempé est bien vague et peut être ignorée.

47. — Quant au mot *gris,* il n'est propre qu'à engendrer la confusion *et ne doit jamais être employé dans la désignation de la couleur de l'œil.*

48. — Les yeux noirs demandent aussi quelques mots d'explication.

Il n'y a pas plus d'iris noir qu'il n'y en a de gris. Les yeux improprement appelés noirs, sont généralement des yeux marron foncé et quelquefois des yeux bleu ardoisé foncé.

49. — Le qualificatif brun s'applique également aux yeux que nous appelons marron moyen ou marron foncé, les mêmes que d'autres appellent quelquefois noirs.

50. — *Pâle* et *trouble* ne s'appliquent guère qu'aux yeux bleus.

51. — Le qualificatif *truité* qui s'applique aux yeux bleus comme aux yeux marron sert à désigner certaines taches rousses, appelées encore taches de feu, qui rappellent les mouchetures de la truite. Ces taches qui sont souvent le résultat d'une ancienne maladie de l'iris, ne modifient pas la classification d'un œil et n'interviennent dans la dénomination de l'œil que comme signe particulier. C'est ainsi que les yeux bleu ardoisé *truité* et bleu azur *truité,* sont classés dans les yeux impigmentés, si, en dehors de ces taches, l'iris ne contient pas de jaune.

Les autres signes particuliers que peuvent présenter les yeux, sont inscrits au moyen d'un renvoi au bas de la fiche.

52. — C'est ainsi que lorsque la couleur de l'œil gauche diffère de celle du droit, on note celle du gauche dans la colonne spéciale et celle du droit en renvoi. Il en est de même des mentions telles que : *légère ou forte taie sur l'œil gauche ou droit, louche de l'œil….etc., etc.*

Pour les borgnes, distinguer entre l'expression : *ne voit pas de l'œil droit* (ou *gauche),* qui n'implique que la privation de la vue et celle de : *privé* ou *amputé de l'œil*… qui est affirmative sur la vacuité de l'orbite.

Pour les sujets privés d'un œil, indiquer s'ils sont porteurs d'un œil de verre.

Abréviations. — Formules d'yeux.

53. — L'espace laissé sur les fiches pour l'inscription de la couleur de l'œil étant très restreint, force a été d'adopter un certain nombre d'abréviations, dont voici la liste et dont l'usage est obligatoire :

Bleu	*bl.*		Irisé	*(1)*
Violet	*viol.*		Cercle	*C.*
Ardoise	*ard.*		Cercle concentrique	*Cc.*
Impigmenté	*imp.*		Clair	*cl.*
Jaune	*j.*		Moyen	*(2)* *m.*
Orange	*or.*		Foncé	*f.*
Châtain	*chât.*		Limite	*L.*
Marron	*marr.*		Franc	*fr.*
Verdâtre	*v.*			

54. — Dans la très grande majorité des cas les formules d'yeux ont trois lignes :

1e ligne : pigmentation (en cercle ou irisé).
2e ligne : périphérie (abstraction faite de la pigmentation).
3e ligne : mot franc ou indication de la limite possible.

55. — Il n'y a d'exception que pour les yeux impigmentés (1re classe) et les yeux marron pur (7e et dernière classe).

Pour les premiers, c'est la ligne de la pigmentation qui reste en blanc. On indique que cette absence de notation ne provient pas d'un oubli par deux paires de guillemets en lieu et place du mot *impigmenté*.

Exemple :

>>   >>
Bleu ardoisé moyen
L. jaune.

ou, en se servant des abréviations :

>>   >>
bl. ard. m.
L. j.

56. — Il en est de même pour l'œil marron pur moyen : La seconde ligne ne devant contenir que l'indication des reflets de la périphérie *abs-*

---

(1) Le mot *irisé* est d'un emploi très limité, les trois quarts des pigmentations étant disposées autour de la pupille soit en cercles concentriques, soit en cercles rayonnants ou festonnés. L'usage a prévalu de le sous-entendre. Ainsi l'absence du mot *cercle* devant une indication pigmentaire implique le terme *irisé*, notamment pour le marron (voir les spécimens de formules § 56).

Le cercle est dit *concentrique* lorsque la matière colorante peu abondante reste confinée autour de la pupille en une zône circulaire d'un millimètre d'épaisseur qui semble comme coupée à l'emporte-pièce.

Le cercle *festonné* est caractérisé par des hachures ou dentelures pigmentées dans la partie moyenne de l'iris. Dans le cercle *rayonnant*, la matière colorante a envahi la zône concentrique en entier et de là semble envoyer des fusées pigmentaires rayonnantes vers la périphérie. C'est le *seul* groupement des pigmentations châtain et marron.

La distinction entre festonné et rayonnant ne figure pas dans la notation de la couleur de l'œil. — Seule l'indication de cercle concentrique est notée au moyen de l'abréviation indiquée deux lignes plus bas.

(2) Le terme « moyen » qui s'applique sur les trois quarts des yeux tant bleus que marron, se désigne par un « m » simple, tandis que : « marron », pour s'en distinguer, s'écrit « marr. ».

traction faite de la pigmentation, et les yeux de ce genre étant entièrement tapissés de marron, la ligne de la périphérie reste vacante.

On indique cette absence de notation de la même manière que pour
l'œil impigmenté.

Exemple :

Marron moyen.
»   »
L. verdâtre

ou encore :

Marron pur moyen.
»   »
fr.

ou, avec abréviations :

marr. m.	*marr. pur m.*
» »	» »
L. v.	*fr.*

I. — Spécimen de quelques formules de couleurs d'yeux avec leurs abréviations

» »	» »	» »	» »
bl. ard. m.	*bl. pâle. m.*	*bl. viol. m.*	*(bl.) ard. f.*
fr.	*fr.*	*fr.*	*L. j.*

C. j. f.	*j. cl.*	*C. or. m.*	*C. or. f.*
bl. v. m.	*(bl. m.)*	*bl. ard. v. f.*	*(bl. v. f.)*
L. C. or.	*fr.*	*L. C. j.*	*L. C. ch.*

C. ch. m	*C. ch. f.*	*C. marr. m.*	*marr. m.*
viol. v. m.	*ard. v. f.*	*j. v. cl.*	*v. f.*
= fr.	*L. C. marr.*	*fr.*	*= L. C. marr.*

II. — Échelle complète de pigmentation (série bleu-violet)

(1)	(2)	(3)	(4)
» »	»	*(C. j. m).*	*C. j. m.*
bl. viol. m.	*bl. viol. m.*	*bl. viol. m.*	*bl. viol. m.*
= fr.	*= L. j.*	*L. imp.*	*= fr.*

(5)	(6)	(7)	(8)
C. j. f.	*C. or. cl.*	*C. or. m.*	*C. or. f.*
bl. viol. v. m	*bl. viol. v. m*	*bl. viol. v. m.*	*(bl.) viol. v. m.*
L. or.	*= L. j.*	*fr.*	*L. C. ch.*

(9)	(10)	(11)	(12)
C. ch. cl.	*C. ch. m.*	*C. ch. f.*	*C. marr. m.*
(bl.) viol. v. m.	*(bl.) viol. v. m.*	*viol. v. f.*	*ard. viol. v. m.*
$=$ *L. C. or.*	*fr.*	*L. C. marr.*	$=$ *L. C. ch.*

(13)	(14)	(15)	(16)
C. marr. m.	*C. marr. f.*	*marr. f.*	*marr. f.*
ard. v. f.	*ard. v. f.*	*ard. v. f.*	*ard. v. f.*
fr.	*L. marr. v.*	$=$ *L. C. marr.*	*fr.*

(17)	(18)	(19)
marr. f.	*marr. pur f.*	*marr. pur f.*
(ard. v. f.)	» »	» »
L. marr. pur	*L. marr. v.*	*fr.*

CHAPITRE II

Couleur des cheveux et de la barbe.

---

1. — Les différentes nuances de cheveux et de barbe se rangent en série plus aisément encore que les couleurs d'yeux.

Les deux termes extrêmes de l'échelle sont, d'un côté, le *blond très clair*, et de l'autre, le *noir pur*, que l'on pourrait désigner par l'expression noir *plume de corbeau*. Entre ces deux opposés, s'intercalent par graduations successives tous les tons du châtain.

La gamme complète se présente dans cet ordre :

Blond . . . . . $\left\{ \begin{array}{l} \text{Blond (clair et quelquefois blond-sale-clair ou blond filasse).} \\ \text{Blond moyen.} \\ \text{Blond foncé.} \end{array} \right.$

Châtain . . . $\left\{ \begin{array}{l} \text{Châtain clair.} \\ \text{Châtain moyen.} \\ \text{Châtain foncé.} \end{array} \right.$

Châtain noir.
Noir pur.

2. — Les barbes et les cheveux *roux* qui ne sauraient trouver place dans cette série, se désignent suivant leur nuance par les expressions :

Roux vif (ou acajou) . $\left. \begin{array}{l} \\ \\ \\ \end{array} \right\}$

Roux blond . . . . . . clair, moyen ou foncé.

Roux châtain . . . . .

3. — Il importe de distinguer le *noir pur*, ou *noir plume de corbeau*, du *châtain noir*, qui correspond dans notre pays à la généralité des cheveux vulgairement qualifiés de *noirs* tout court ou de bruns.

Le *noir pur* est assez rare en France; il est par contre, la couleur classique des cheveux de l'Espagnol.

4. — *Châtain foncé* conserve son acception usuelle. Les cheveux de cette nuance, sans être châtain noir, approchent assez de cette teinte pour pouvoir donner lieu à confusion notamment à la lumière artificielle.

5. — *Châtain moyen* et *châtain clair* descendent chacun d'un échelon.

6. — La distinction entre châtain clair et blond foncé est délicate. — C'est ainsi que l'on est souvent inconsciemment amené à qualifier chez une femme, de blond foncé, la même nuance que, chez un homme, on aurait qualifiée de *châtain clair*.

7. — *Blond moyen et blond clair* se passent de définition.

8. — L'expression *blond très clair* pourrait être employée utilement pour la désignation des blonds exceptionnels des populations du nord de de l'Europe.

9. — Nous ferons remarquer que nous avons évité de nous servir dans ce tableau du mot *brun* dont la signification est toujours vague. Les cheveux qualifiés de bruns correspondent généralement à nos cheveux châtain foncé ou châtain noir. — Le même qualificatif appliqué à la barbe désigne souvent un mélange de poils noirs avec poils roux-châtain. Enfin, en peinture, le mot brun s'applique à la couleur de la châtaigne foncée tirant sur le noir, et en général à toute couleur fortement rabattue de noir.

10. — Le sens du mot *brun* n'est bien défini que lorsqu'il est pris substantivement par opposition avec *un blond*. Il désigne alors la réunion sur un même individu de cheveux châtain foncé ou noirs, d'yeux foncés, et d'un teint plus ou moins pâle ou basané.

CHAPITRE III

Notation du profil du nez et de ses dimensions.

1. — Le nez est l'organe qui, chez l'homme, concourt le plus à donner au visage d'un chacun son caractère particulier.

Ses variétés A de forme, B de dimensions, présentent des combinaisons en nombre infini, que la langue courante a ramenées à quatre ou cinq types faciles à reconnaître, quand les caractères en sont bien tranchés.

2. — Malheureusement les formes intermédiaires, plus fréquentes que les formes types, rentrent difficilement dans ces divisions. Les épithètes descriptives dont nous allons préciser le sens, permettent au contraire une définition rigoureuse de tous les cas imaginables.

A. — *Forme du nez.*

3. — Disons d'abord quelques mots sur les parties qui composent le nez (Broca, Intr. Anthr.).

4. — La *racine du nez* X est cette dépression transversale qui existe toujours, mais plus ou moins accentuée, en haut du nez, entre les yeux, au-dessous de la base du front (fig. 22, B) ; le *point sous-nasal* Z est l'angle rentrant situé sur la ligne médiane, à la rencontre de la base et de la lèvre supérieure. La partie supérieure du nez est dure et osseuse ; elle a un squelette propre formé par les *os nasaux.* Les ailes du nez sont les deux *parties latérales* du lobule qui limitent inférieurement les deux ouvertures des *narines* et qui sont séparées de la joue par un sillon plus ou moins arrondi, plus ou moins *profond*, plus ou moins *empaté.*

5. — La *pointe* du nez est le point de réflexion du lobule. Le *dos du nez* est la ligne de profil du nez depuis sa racine jusqu'à sa pointe. Le bord inférieur ou *base du nez* s'étend de la pointe au point sous-nasal

6. — On distingue dans le profil du nez :

    I. — La forme générale du *dos du nez.*
    II. — L'inclinaison de sa *base.*

I. — La forme générale du dos du nez est exprimée par les cinq termes suivants :

1° *concave*. La partie supérieure, qui correspond aux os du nez, descend plus ou moins obliquement en ligne à peu près droite ; puis la partie inférieure, qui correspond au lobule, se porte en avant, de sorte que l'ensemble de la ligne du dos du nez présente sur le profil une forme *concave* (fig. 22, A).

2° *rectiligne*. Le dos du nez décrit une ligne à peu près droite de la racine à la pointe (fig. 22, B).

3° *convexe*. Le dos du nez décrit une courbe convexe à peu près uniforme de la racine à la pointe (fig. 22, C).

4° *busqué ou coudé*. La partie supérieure de la portion osseuse présente une convexité forte et courte, au-dessous de laquelle le reste de cette portion osseuse devient à peu près droite, et se continue, sans inflexion notable, avec le dos du lobule (fig. 22, D).

Le nez busqué peut être considéré comme une variété du nez convexe

5° *ondulé*. La partie supérieure est convexe mais le profil du lobule, au lieu de continuer cette courbe comme dans le nez aquilin, ou de prendre une direction rectiligne comme dans le nez busqué, s'infléchit en dedans. Il en résulte que la direction de la ligne est convexe en haut, et devient concave au-dessous de la portion osseuse, pour redevenir nécessairement convexe vers la pointe du nez. — Elle est donc ondulée (fig. 22, E).

II. — L'inclinaison de la base du nez peut être *relevée*, (fig. 22, F' et F'') *horizontale*, (fig. 22, G' et G'') ou *abaissée* (fig. 22, H' et H'').

7. — Ces mots se passent de définition.

8. — Notre description du profil du nez au moyen de cinq sortes de lignes, s'était arrêtée à la pointe du lobule, l'indication de l'inclinaison de la base en achève le concours.

9. — Ces modificatifs : *relevé, horizontal*, ou *abaissé* doivent être adjoints, suivant le cas, à chacun des cinq termes : *concave, rectiligne, convexe, busqué, ondulé*.

Exemple : nez concave à base relevée (fig. 22, I), ou pour plus de rapidité : nez concave relevé ; ou encore : nez busqué abaissé (fig. 22, J), nez rectiligne horizontal, (fig. 22, G') etc.

10. — De ce que l'emploi simultané des deux épithètes est indispensable, il ne faudrait pas conclure que chacune d'entre elles se combine, dans la pratique, avec n'importe laquelle de l'autre catégorie, et dans la même proportion. Certaines combinaisons s'observent beaucoup plus fréquemment que d'autres :

11. — Le nez ondulé, par exemple, est très souvent abaissé (type François Ier) (fig. 22, K).

12. — Le nez concave est d'ordinaire à base relevée (vulgo : nez en pied de marmite) (fig. 22, I), tandis que le nez convexe est ou horizontal (type israëlite), ou abaissé (nez en bec de perroquet), etc.

13. — Le nez rectiligne à base horizontale (et à racine du nez peu marquée), constitue le nez classique des statuaires grecs.

14. — Par contre, un nez convexe à base relevée est exceptionnel, et un nez concave abaissé, difficile à concevoir.

15. — On sera quelquefois amené à adjoindre l'épithète *ondulé* à

la désignation de certains nez busqués ou concaves, pour exprimer un retrait dans la ligne du nez qui, sans changer la forme générale du dos, imprime néanmoins un cachet caractéristique aux traits du visage. Il est possible de même de rencontrer des nez convexes busqués. Ces combinaisons de deux classes, rares d'ailleurs, ne doivent être employées qu'avec une extrême réserve.

16.— Il est préférable pour les formes de transition d'un type de nez à un autre, d'avoir recours à la méthode des parenthèses et soulignements usitée également pour la désignation de la couleur des yeux.

17. — Ainsi un nez CONVEXE abaissé (convexe souligné) désigne un nez fortement convexe (fig. 22, L), tandis que (convexe) abaissé (fig. 22, M) signifiera légèrement convexe, approchant du nez droit.

Même différence entre ONDULÉ et (ondulé).

18. — Le soulignement représentera toujours la forme accentuée, et la parenthèse, la forme peu marquée, se *rapprochant de la rectiligne* pour le dos du nez et de *l'horizontale* pour la base.

19. — L'usage de la parenthèse permet de restreindre aux cas strictement exacts l'emploi du qualificatif *rectiligne*.

B. — *Dimensions.*

20. — Après avoir parlé de la forme, il nous reste à traiter de cet autre élément de tout solide : les *dimensions*.

21. — Il importait pour la clarté de la notation, de séparer nettement ces deux points de vue.

22. — Les trois dimensions du nez sont sa *longueur*, sa *saillie* et sa *largeur*.

23. — Le sens de ces expressions doit être déterminé.

24. — La longueur ne se compte pas sur le dos du nez, comme on peut être tenté de le faire. C'est la ligne X Z (fig. 22, B), comprise entre la racine et le point sous nasal. On évite ainsi les illusions d'appréciation qu'occasionnent les nez tombants (à base abaissée) qui paraissent toujours plus longs qu'ils ne sont en réalité.

25. — La saillie du nez est la distance comprise entre le point le plus saillant du dos du nez et la ligne X Z.

26. — La largeur est la plus grande distance transversale comprise entre les deux ailes.

27. — La mensuration directe, au moyen d'un compas, des trois dimensions du nez présenterait certaines difficultés d'exécution, aussi

doit-on se contenter de signaler en seconde ligne, au-dessous de la rubrique consacrée au profil du nez, celles de ces dimensions qui s'écarteraient notablement de la moyenne, en un sens comme dans l'autre.

28. — La letttre *m* (abréviation du mot *moyen*) indique l'absence de remarque de ce genre.

29. — Considéré par rapport à ses trois dimensions un nez peut être : *long* ou *court* (fig. 22, N et O), à saillie prononcée ou non (ce que nous exprimons par les mots : *saillant, peu saillant* ou *aplati* (fig. 22, N, O et P), *large* ou *étroit* (fig. 22, Q et R). Le terme *épaté* ne s'applique qu'aux nez qui sont à la fois larges et peu saillants et celui *d'écrasé* est réservé pour les nez aplatis à la suite d'accident.

30. — *Gros, effilé, pointu* s'appliquent spécialement à la pointe du lobule, au bout du nez.

31. — Les qualificatifs *fort* ou *petit* qui embrassent l'ensemble des trois dimensions ne doivent être employés qu'avec la plus grande réserve.

32. — L'emploi exclusif de ces adjectifs dans l'ordre observé, et pour les désignations spéciales qui leur sont assignées, permet d'éviter à chaque signalement la répétition des mots : base, longueur, largeur, hauteur.

Si l'on convient, par exemple, que l'adjectif *gros* ne s'emploie que pour la pointe du nez, un *nez gros* signifiera nécessairement *un nez à pointe grosse*. Les écritures en seront simplifiées d'autant.

33. — On renverra aux *observations* pour toutes les particularités dignes d'être notées, qui auraient le nez pour siège et qui ne trouveraient place ni à la rubrique *profil*, ni à celle des *dimensions*.

34. — Citons entre autres : nez tordu à droite . . . à gauche, nez bourgeonné, enluminé, racine du nez prononcée, ou effacée, etc.

35. — Le nez peut encore donner lieu à une observation relative à la forme générale de la base, qui, à l'occasion, devra être notée à la rubrique des particularités. Nous voulons parler du nez à *sous-cloison découverte* (par abréviation : à cloison découverte).

36. — La sous-cloison du nez est le cartilage dont on n'aperçoit généralement que le bord inférieur et qui sépare les narines l'une de l'autre.

37. — Le nez est dit à *cloison découverte,* lorsque ce cartilage dépasse notablement le bord inférieur de chaque narine.

38. — Cette particularité se rencontre notamment sur les nez convexes du type israélite.

4

39. — On ne la notera aux marques particulières que lorsqu'elle sera très prononcée.

Abréviations.

40. — L'emploi des abréviations ci-dessous donne plus de rapidité à l'écriture. L'étroitesse des colonnes du registre d'écrou en rend d'ailleurs l'usage indispensable.

Il va de soi que les extraits signalétiques demandés par l'Administration, devront être transcrits en toutes lettres.

1° Rectiligne.	*rect.*		
2° Concave.	*cave*	Horizontal	*hor.*
3° Convexe	*vexe*	Relevé	*rel.*
4° Coudé ou busqué. . .	*busq.*	Abaissé.	*ab.*
5° Ondulé	*ond.*		

Long, court, large, étroit, gros, effilé s'inscrivent en toutes lettres.

Spécimens de quelques formules de nez.

rect. hor.	*rect. rel.*	*cave hor.* . . .	*ond. rel.*
m. m. m.	*m. saillant large*	*m. m. m.*	*court épaté.*

rect. hor.	*(ond.) ab.*	*(vexe) hor.* . . .	*vexe busq. ab.*
court m. large . .	*m. m. m.*	*m. saillant m.*	*long m. m.*

TROISIÈME PARTIE

Relevé des marques particulières, cicatrices, etc. (1)

Chaque marque individuelle doit être décrite sous le rapport de :

1° Sa nature (ou désignation);
2° Sa direction (ou inclinaison);
3° Ses dimensions ;
4° Sa situation par rapport à un ou deux points de repère.

CHAPITRE Ier.

Désignation, inclinaison et dimensions de la marque à relever.

I. — *Désignation.*

1. — Une cicatrice peut provenir d'une coupure aux doigts, d'un abcès, d'un furoncle, ou encore d'un coup de couteau, d'une blessure d'arme à feu, etc.

2. — Quand la provenance de la cicatrice, telle qu'elle est expliquée par le sujet, semble vraisemblable, elle doit être notée sur le relevé signalétique ; mais, pour plus de rapidité, on supprime alors le mot cicatrice.

(1) Nous n'insisterons pas ici sur la notation des tatouages qui sont généralement très exactement relevés par les commis-gardiens, et qui doivent également figurer, à leur numéro respectif, sur les notices signalétiques, quoique leur valeur au point de vue du signalement soit toujours moindre que celle des cicatrices, grains de beauté, etc. — Un tatouage peut toujours être surchargé et jusqu'à un certain point effacé ; une cicatrice est immuable.

Exemple : *abcès sous le milieu de la mâchoire droite*. Au lieu de *cicatrice d'abcès sous le milieu de....* *Furoncle sur la poitrine*, en place de *cicatrice de furoncle*.

3. — Les indications d'envies sont de même accompagnées des qualificatifs que leur donne leur possesseur et qui, généralement, en définissent bien l'aspect : *envie de café, envie de couenne, mouche, fraise, crête de coq*, etc.

4. — *La considération qui doit primer toutes les autres dans le choix des cicatrices et signes à relever est* CELLE RELATIVE A LEUR DURÉE, à LEUR PERMANENCE. Le pis que puisse faire un observateur, serait de noter comme marque indélébile, un signe de reconnaissance susceptible de disparaître.

5. — En cas de doute sur la permanence d'un signe, on ajoute à la notice le mot *passager* suivi d'un point d'interrogation entre parenthèses, ou quand il s'agit d'une cicatrice non encore fermée, le mot *fraîche*.

II. — *Direction ou inclinaison.*

6. — Un signe, et notamment une cicatrice, peuvent avoir une inclinaison *verticale, oblique* ou *horizontale* et une forme *rectiligne, courbe, ovale, circulaire, ondulée, oblongue* ou *en lignes brisées, en forme de V, de Z, d'X, de croix*, etc. (1)

7. — Pour déterminer la direction des cicatrices situées sur les bras et les mains, on ramène, par la pensée, le sujet à examiner dans la position dite « du soldat sans armes » : le corps droit et les bras tombant naturellement le long du corps (fig. 23).

8. — Il va de soi qu'il ne saurait être question de déterminer la direction des points cicatriciels, des cicatrices rondes, des grains de beauté, etc.

9. — Il ne faut attribuer, dans le relevé des cicatrices, qu'une exactitude relative à ces mots *horizontal, oblique, vertical*. Dans le sens rigoureux, aucune cicatrice ne présente l'horizontalité du niveau d'eau, ni la verticalité du fil à plomb. Toutes seraient donc qualifiées d'obliques et ce mot perdrait toute sa valeur.

10. — Dans les cas douteux, on se tire d'embarras en notant : *horizontal-oblique* ou *oblique-vertical*, etc.

11. — Autant que faire se peut, distinguer quand il s'agit de cicatrices

---

(1) Au besoin, adjoindre au texte une esquisse de la marque particulière.

rectilignes obliques entre les cicatrices *obliques-internes* et *obliques-externes* ou *obliques-antérieures* et *obliques-postérieures*, suivant que la ligne de la cicatrice idéalement prolongée **de haut en bas** se dirige intérieurement ou extérieurement, antérieurement ou postérieurement, par rapport au sujet supposé ramené dans la position du soldat sans armes. (Voir la section I du chapitre *Situation*).

Pour les cicatrices *courbes*, noter en outre de quel côté regarde la *concavité* (par abréviation la *cavité*) de la courbe.

Une ligne courbe dont la direction générale est horizontale peut avoir une concavité soit *supérieure*, soit *inférieure ;* si elle est verticale, ces qualificatifs deviennent suivant les cas *antérieure* ou *postérieure, interne* ou *externe*. Si elle est oblique la concavité est supposée ne pouvoir être que *supérieure* ou *inférieure*.

III. — *Dimensions*.

12. — L'unité de mesure, pour les cicatrices est le centimètre ; ainsi, un, deux, trois centimètres s'écriront : 1, 2, 3, etc., et un, deux, trois millimètres : 0.1 — 0.2 — 0.3 —.

13. — La longueur et la largeur s'indiquent suivant les cas, soit en centimètres, soit en millimètres, sans rechercher d'ailleurs une exactitude absolue qui ici n'aurait plus sa raison d'être.

14. — C'est ainsi que dans ces relevés, on n'accouple que rarement les centimètres aux millimètres. Une cicatrice peut avoir 4, 5, 6 millimètres, ou 1, 2, 3 centimètres ; mais une cicatrice mesurant exactement 5 centimètres 7 millimètres serait inscrite comme ayant 6 centimètres.

15. — Lorsque la cicatrice est ronde, on n'en indique que le diamètre, tandis que l'on note les deux diamètres des cicatrices oblongues et ovales.

16. — Les cicatrices et coupures des doigts doivent être relevées avec soin, du moment qu'il est visible que leurs empreintes persisteront la vie durant.

17. — Néanmoins lorsque leur nombre est supérieur à trois ou quatre pour les deux mains, on ne doit noter que les principales. D'ailleurs, pour ce genre de cicatrices on n'indique jamais que les dimensions qui dépassent, soit en longueur, soit en force, les limites ordinaires. Les marques peu visibles que l'on pourrait omettre à un examen subséquent sont précédées de l'adjectif *léger*.

18. — Il en est de même des grains de beauté. Leur nombre sur quelques individus dépasse les bornes de toute description. On choisit alors les principaux et on ajoute la formule générale : « *et beaucoup d'autres* ». On relève, quand il y a lieu, leur diamètre, leur aspect, etc. Exemple : *Grain de beauté poilu sur*. . . .

___

CHAPITRE II

Situation du signe à relever.

___

SECTION I

CE QU'IL FAUT ENTENDRE PAR FACE ANTÉRIEURE OU POSTÉRIEURE EXTERNE OU INTERNE

19. — Quelle que soit la partie du corps humain que l'on considère, on peut y distinguer quatre faces : une face *antérieure*, une *postérieure* et deux *latérales*.

20. — Pour le tronc, par exemple, la face antérieure sera représentée par la poitrine, la face postérieure par le dos, et les faces latérales par les flancs droit et gauche (fig. 23 et 24).

21. — Pour les membres, les faces latérales se distinguent en : *face interne* et *face externe*, suivant qu'elles sont tournées ou non vers l'individu (fig. 25).

22. — Pour la distinction des quatre faces des membres supérieurs, on suppose, comme pour l'inclinaison des cicatrices, que le sujet à examiner observe la position « du soldat sans armes »: les bras tombants le long du corps, le petit doigt sur la couture du pantalon et la paume de la main TOURNÉE COMPLÈTEMENT EN AVANT, c'est-à-dire dans un plan parallèle à celui de la figure et de la poitrine.

23. — Dans cette position, le pli du coude (vulgo saignée), la paume de la main et le côté des doigts opposé aux ongles sont compris dans la face antérieure, tandis que le coude, le dos de la main et des doigts, ainsi que les ongles, appartiennent à la face postérieure.

24. — La face interne s'étend de l'aisselle au petit doigt, et l'externe de l'épaule au pouce.

25. — Les faces de chaque doigt sont désignées, d'après le même principe, suivant qu'elles sont tournées ou non vers l'individu.

26. — Ainsi pour le médius, par exemple, la face qui, dans la position « du soldat sans armes » décrite ci-dessus, regarde en avant, est dite *face antérieure* du médius, celle qui lui est opposée, *face postérieure ;* tandis que la face qui touche à l'index est dite *face externe*, et celle qui touche à l'annulaire *face interne* du médius. Inversement, le côté de l'annulaire qui touche au médius est qualifié de *face externe de l'annulaire*, et le côté correspondant de l'index de *face interne de l'index* (fig. 26).

27. — Il faut remarquer que, grâce à l'emploi des mots : *externe* et *interne*, les termes de la description sont identiquement les mêmes, qu'il s'agisse de la main droite ou de la main gauche. Ces expressions ont en outre l'avantage d'éviter la répétition et la juxtaposition des mots *droit et gauche* avec des formules telles que : *la face gauche du médius droit, la face droite de l'auriculaire droit*, etc.

Par analogie et pour remplacer une répétition désagréable et confuse des termes *droit* et *gauche*, on se sert souvent des mots *avant* ou *arrière*.

Exemple : *Grain de beauté à 8 centimètres arrière (ou avant) téton gauche*, ou *avant et dessus septième vertèbre*.

28. — Dans la pratique on supprime, pour plus de rapidité, le mot « face ». Exemple : *index gauche externe*, en place de : *index gauche face externe*.

SECTION II

DÉSIGNATION SPÉCIALE DES DIFFÉRENTES PARTIES DU CORPS
TERMES ET ANOMALIES PARTICULIERS A CHACUNE D'ENTRE ELLES

29. — Les signes particuliers doivent être relevés en commençant par :

I. Bras et avant-bras gauches, puis main gauche.

II. Bras et avant-bras droits, puis main droite.

III. Face et devant du cou.

IV. Poitrine et devant des épaules.

V. Derrière du cou et région du dos.

VI. Les autres parties du corps où il y aurait quelques anomalies à relever.

30. — En prenant comme règle de commencer toujours son examen

par le membre supérieur gauche, avant de passer au droit, et en général par la moitié gauche avant celle de droite, on diminue les chances de confusion, toujours très préjudiciables, entre les mots *droit et gauche.*

Chacune des six divisions énumérées au paragraphe précédent, doit d'ailleurs figurer sur le relevé des cicatrices, en son rang, avec **son chiffre romain en marge,** et être séparée des divisions précédentes et suivantes par un trait horizontal.

Des guillemets répétés autant de fois qu'il est nécessaire, indiquent pour chaque division l'absence de particularités.

I et II. — *Bras, avant-bras et main (droits et gauches).*

31. — *a).* Le *bras* commence à l'épaule et finit au coude. Le *coude,* considéré sous ses quatre faces, se décompose : en *coude* proprement dit ou *coude postérieur, coude (face) interne, coude (face) externe,* et *pli du coude* que, par analogie et abréviation, nous appelons *coude (face) antérieur* (fig. 27).

32. — Ce sont ces deux extrémités : épaule et coude, qui servent de points de repères pour la désignation de la situation d'une cicatrice au bras. Exemples : *Cicatrice horizontale rectiligne de 4 centimètres à 10 centimètres dessus coude gauche antérieur* (fig. 27).

Grain de beauté à 5 centimètres sous épaule gauche externe.

33. — *b).* L'*avant-bras* est limité en haut par le coude et en bas par le poignet, repères qui jouent le même rôle pour l'avant-bras que l'épaule et le coude pour le bras.

Exemples : *Une ancre tatouée de 3 centimètres sur 2, à 14 centimètres dessus poignet gauche antérieur* (fig. 27).

34. — *c).* On distingue sur le haut de la *main :* 1°, sur la face antérieure, *la paume* ; 2°, sur la face postérieure, *le dos de la main* abstraction faite des doigts. Puis, viennent les cinq doigts de la main, à savoir : *le pouce, l'index, le médius, l'annulaire et l'auriculaire* (fig. 28).

35. — Chaque doigt, le pouce excepté, se compose de trois phalanges, réunies l'une à l'autre par une articulation.

36. — Conformément à l'usage scientifique, nous numérotons les phalanges en commençant par les extrémités supérieures : 1re phalange et 1re articulation, 2e phalange et 2e articulation, 3e phalange et 3e articulation. La première articulation se trouve ainsi contiguë antérieurement à la paume et postérieurement au dos de la main.

37. — Le pouce ne compte que deux phalanges et deux articulations.

La partie de la main qui le réunit au poignet a reçu en pratique, pour plus de rapidité, le nom de : *base du pouce.*

38. — L'intervalle entre chaque doigt se définit ainsi : *entre-pouce et index, entre-index et médius, entre-médius et annulaire, entre-annulaire et auriculaire* (fig. 29).

L'entre-pouce et index postérieur est très souvent le siège de petits tatouages : ancres, cœurs, initiales, etc., qu'il ne faut pas négliger de relater.

39. — Les doigts peuvent être amputés de la dernière phalange, des deux dernières ou des trois phalanges.

40. — Très souvent la dernière phalange est simplement entamée, sans être positivement amputée ; le doigt est dit alors *raccourci* (fig. 30).

41. — On relate également les cas où le rudiment d'ongle restant est plus ou moins recourbé ou dévié (fig. 31).

Les doigts qui antérieurement ont été écrasés ont souvent l'ongle épaissi. Les blessures à la racine de l'ongle occasionnent ce que nous appelons l'ongle *strié*, caractère fréquent, d'une grande permanence et facile à relever, qui se note abréviativement ainsi : *Ongle médius droit strié* (fig. 32).

42. — Enfin les articulations des doigts et en général toutes les articulations peuvent être ankylosées, soit légèrement, soit complètement. Dans le premier cas, le mouvement ne se fait qu'imparfaitement et dans le second tout mouvement est impossible. Dans l'ankylose complète, il faut spécifier si les deux membres sont soudés en ligne droite ou à angle droit ou obtus (Voir les remarques relatives à la mensuration des doigts 1re partie, chap. II).

III. — *Figure, oreilles et face antérieure du cou.*

43. — *a*). Il suffit de rappeler, sans les définir, les différentes parties de la *face*, connues d'un chacun et qui peuvent être le siège de signes particuliers, ou servir de repères pour l'indication de leur position (fig. 33 et 34).

44. — Ce sont, en commençant par le haut, le *cuir chevelu* et la *ligne d'implantation des cheveux ;* les *bosses frontales,* (droite ou gauche), et au-dessous la concavité de la *racine du nez ;* puis les sourcils qui se divisent :

En *pointe interne* du sourcil droit ou gauche ;
En *pointe externe* du sourcil droit ou gauche ;
En *milieu* du sourcil droit ou gauche.

Viennent ensuite : l'*œil droit* et l'*œil gauche* avec leurs *paupières supérieures et inférieures*, où l'on remarque :

Un *angle interne* et un *angle externe* (fig. 33);

Le *dos* et la *base du nez* dont l'ensemble forme ce que l'on appelle le *profil du nez ;*

Les *ailes du nez* (droite ou gauche) ;

Le *bout du nez ;*

Le *dessous du nez* et l'*ouverture des narines*, dont la ligne médiane dessine ce que nous appelons la *base du nez* (déjà nommée) ;

Le *menton ;*

La *pointe du menton ;*

Le *dessous du menton.*

45. — Si du menton nous remontons obliquement du côté de l'oreille, nous rencontrons le *bas de la joue*, et plus particulièrement la partie du maxillaire que nous appelons : *mâchoire droite, mâchoire gauche.*

46. — On remarque très souvent chez les scrofuleux des abcès dignes de remarque sous la mâchoire (droite ou gauche), à cinq ou dix centimètres environ sous l'oreille.

47. — Au-dessus, nous trouvons la *joue* proprement dite, puis la *pommette*, et, derrière et au-dessus, la *tempe.*

48. — *b).* Arrivé à l'*oreille*, nous remarquons : contre la joue, le petit cartilage du *tragus*, très commode comme repère pour les cicatrices de la joue, et dessous, la *goutte* de l'oreille (qui peut manquer), puis, au-dessus, la *bordure* de l'oreille qui se divise en trois parties, *bordure inférieure, supérieure* et *antérieure* (fig. 35).

49. — La bordure peut également être *absente*, ou *aplatie*, ou *échancrée*, ou *froissée*, ou présenter des *nodosités et dentelures* qui, reproduites par la photographie, sont d'un précieux secours pour assurer l'identité, et qu'il est bon de faire figurer, à l'occasion, parmi les marques particulières (fig. 36).

50. — Exemples de cicatrices relevées sur la figure : *Cicatrice oblique antérieur à cavité inférieure de 3 centimètres tempe gauche* (fig. 33).

Grain de beauté à 3 centimètres avant tragus droit (fig. 34).

Cicatrice oblique postérieur à cavité supérieure de 1 centimètre ¹/₂ *sourcil droit externe* (fig. 34).

Cicatrice oblique-à-droite rectiligne de 2 centimètres milieu du front, à 4 centimètres dessus racine du nez, (fig. 33).

51. — *c).* Sur la face antérieure du *cou* on remarque *la pomme d'Adam*, connue de tout le monde, et plus bas, en haut de la poitrine, la *fourchette* *du sternum,* par abréviation la *fourchette,* tout court : points de repères précieux pour désigner l'emplacement des grains de beauté, envies, cicatrices, dont cette région est souvent le siège.

Exemple : *Grain de beauté à 3 centimètres dessus fourchette et à 2 centimètres à gauche de la pomme d'Adam* (fig. 37).

IV. — *Poitrine.*

52. — *a).* Les *tétons* droit et gauche rendent le même service pour la poitrine.

Exemple : *Grain de beauté à 5 centimètres dessus et avant téton droit et à 8 centimètres sous fourchette,* (fig. 37).

53. — Quand le signe à relever est placé hors de la région de la fourchette, on prend comme second point de repère *la ligne médiane.*

Exemple : *Cicatrice oblique interne légère à cavité supérieure de 5 centimètres à 8 centimètres sous téton gauche, et à 10 centimètres de la ligne médiane.*

54. — Nous entendons par *médiane* la ligne imaginaire qui divise l'homme en deux parties égales et symétriques en passant, sur la face antérieure, par le milieu du front, le profil du nez et du menton, la fourchette, le nombril et l'entre-jambe (fig. 37).

V. — *Derrière du cou et région du dos.*

55. — *a).* Sur le plan postérieur, cette ligne est représentée par la *colonne vertébrale,* abréviativement *la colonne* (fig. 38).

56. — *b).* Le second et dernier point de repère pour toute la *région du dos,* est la *septième* vertèbre ou vertèbre proéminente.

Exemple : *Furoncle à 4 centimètres dessus 7ᵉ et à 3 centimètres à gauche de la colonne* (fig. 38) ;

Furoncle sur la colonne à 4 centimètres dessus 7ᵉ ;

Cicatrice oblique-interne rectiligne de 4 centimètres à 30 centimètres sous 7ᵉ et à 13 centimètres à gauche de la colonne (fig. 38).

La *7ᵉ vertèbre,* par abréviation 7ᵉ tout court, est située sur la colonne vertébrale, un peu au-dessus de la ligne des épaules. Chez les sujets maigres elle fait saillie, le cou étant même dans la position normale. Sinon, il est nécessaire pour en déterminer la place, soit de tâter avec les doigts, soit de faire incliner en avant la tête du sujet.

57. — Il est quelquefois difficile de distinguer la septième vertèbre de

la sixième ou de la cinquième, qui peuvent être également proéminentes. Les erreurs qui pourraient résulter des confusions de ce genre sont trop légères pour que nous insistions sur ce point.

VI. — *Anomalies et signes individuels à relever sur les autres parties du corps.*

58. — La méthode de description dont nous venons d'exposer l'usage pour les membres supérieurs et le tronc, trouve également son application pour les membres inférieurs. L'application en étant beaucoup plus restreinte, nous n'entrerons dans aucun détail.

59. — L'observateur familiarisé avec les exemples ci-dessus résoudra facilement chaque cas séparément.

Qu'il ne craigne pas d'ailleurs *d'aller de l'avant* et de se servir pour ses descriptions des mots de la langue courante toutes les fois que les chapitres précédents ne lui fourniront pas des expressions plus précises.

CHAPITRE III

Résumé et aperçu général sur le relevé des marques particulières.

---

61. — Il n'est personne qui ne porte sur soi, en nombre plus ou moins grand, et souvent à son insu, quelques grains de beauté ou cicatrices. Cinq à six de ces marques individuelles suffisent pour distinguer un homme entre plusieurs millions, mais à la condition *sine qua non* qu'elles soient décrites minutieusement.

Il importe de remarquer que pour bien préciser la position d'un signe particulier, un point de repère ne suffit pas, à moins que la marque à signaler ne soit sur le repère même.

62. — Ainsi le signe qui serait noté sous ces termes : *grain de beauté à 12 centimètres du téton droit*, pourrait être situé sur l'un des points quelconques de la circonférence imaginaire décrite autour du téton avec un rayon de douze centimètres (fig. 37).

63. — La formule : *grain de beauté à 12 centimètres dessus téton*

droit, est déjà plus exacte, le mot « dessus » éliminant plus de la moitié inférieure de la circonférence susdite.

64. — Mais le point n'est déterminé rigoureusement qu'à l'aide d'un deuxième repère : *à 4 centimètres de la médiane* ; ou encore : *à 15 centimètres sous la fourchette du sternum.*

65. — Cette remarque trouve également son application pour la région du dos, du cou, etc. (1)

66. — Nous ne saurions trop le répéter, l'importance signalétique des marques particulières est directement proportionnelle à la précision de leur description. L'idéal à atteindre serait qu'une autre personne, opérant dans un autre lieu, fût mise à même en lisant un relevé de ce genre, de reproduire sur elle-même des dessins imitant exactement comme forme, position, dimensions, aspect général, etc., les marques de l'individu signalé.

Le calcul suivant fera saisir sur le vif l'intérêt qui en résulte au point de vue de l'identité.

67. — Imaginons un signalement anthropométrique portant à la rubrique *marques particulières* ces simples mots : *une cicatrice à la poitrine.* Certes, voici un renseignement qui a déjà quelque valeur au point de vue du signalement. Mais n'est-il pas facile de comprendre que sa puissance signalétique aurait été exactement doublée si on avait ajouté le renseignement supplémentaire : *sur la moitié gauche (ou droite) de la poitrine.* — Comme il y a autant de chances pour que la cicatrice en question se trouve à droite qu'à gauche, l'indication : *une cicatrice sur poitrine moitié gauche,* a une valeur signalétique équivalente à celle de DEUX *cicatrices sur poitrine* (sans indication de côté).

68. — Augmentons le nombre des déterminants : si à *une cicatrice sur poitrine moitié gauche,* nous ajoutons le qualificatif de *oblique* (ou *horizontale* ou *verticale*), le caractère double encore de valeur et équivaut, en poursuivant le même raisonnement que précédemment, à celui libellé uniquement : QUATRE *cicatrices sur poitrine.*

69. — De même, si nous ajoutons *oblique-interne* (il y a tout autant de chances pour que la cicatrice en question soit oblique-interne qu'oblique-externe), la valeur signalétique en est à nouveau doublée et la notation complète : *cicatrice oblique-interne sur la moitié gauche de la poitrine,* a la même importance au point de vue du signalement que la rubrique qui porterait ces seuls mots : HUIT *cicatrices sur poitrine.*

_____

(1) Néanmoins pour les coupures des mains, des membres et pour certaines cicatrices de la figure, l'indication d'un seul point de repère est généralement suffisante, surtout lorsqu'on peut y joindre les mots : dessus ou dessous, avant, arrière, etc. Il y a là une question d'appréciation laissée au discernement de l'observateur.

A ces déterminants ajoutons :

A 4 centimètres du téton gauche

ou mieux :

A 4 centimètres DESSUS *téton gauche*

et en précisant encore davantage :

A 4 centimètres dessus téton gauche et à 10 centimètres de la médiane. (fig. 37).

A cette sentence, ajoutons encore la longueur de la cicatrice, sa forme et s'il y a lieu, son origine (coup de couteau, abcès, brûlure, etc.), et nous arriverons à prouver, toujours en suivant le même raisonnement, que la description complète libellée d'après les règles que nous avons indiquées dans les pages précédentes, arrive à posséder la même valeur au point de vue du signalement qu'une formule de ce genre : *on relève trente-deux ou même soixante-quatre cicatrices sur la poitrine de cet individu !*

72. — Le manque d'habitude seul nous empêche de saisir la valeur au point de vue de l'identité d'un caractère comme celui-ci : *grain de beauté sur le dos à 10 centimètres à droite de la colonne vertébrale, et à 18 centimètres sous la 7e vertèbre* (fig. 38) (la vertèbre proéminente du cou), tandis que la formule équivalente : *soixante-quatre cicatrices sur poitrine* nous laisse convaincus qu'un nombre très restreint d'individus, dans l'univers entier, doivent présenter un caractère semblable.

73. — Que cinq à six particularités de cette sorte (en cherchant il est toujours possible de les relever) se trouvent réunies et relevées avec soin sur le même individu, et cet ensemble de preuves d'identité dépassera en certitude n'importe quelle autre basée soit sur des photographies, soit sur des souvenirs personnels, etc. (1)

_____

(1) Le minimum des marques particulières à relever par sujet est, avons-nous dit, de cinq à six ; mais à l'occasion il peut être nécessaire de dépasser ce nombre de près du double. Quand un sujet présente un grand nombre de cicatrices, il est impossible de limiter son choix d'une façon identique à celui qui *a pu* ou *pourrait* être fait par un autre observateur. Or la concordance de quelques-unes des marques particulières est un élément d'identification indispensable ; d'où la nécessité de relever à peu de chose près l'ensemble des marques importantes.

Généralement on arrive facilement à parachever le minimum prescrit en examinant les membres inférieurs d'une façon plus complète que d'habitude.

Pour les cas, rares d'ailleurs, où le chiffre indiqué ne pourrait être atteint, on constate l'insuffisance numérique des marques par la formule : *rien autre à relever.* — Pour les sujets dont l'ensemble des mensurations est sur la moyenne, n'avoir recours à cette formule qu'après avoir procédé à un *examen complet.*

74. — Le tableau ci-dessous, résume les indications que comporte le relevé de signes individuels.

Nos d'Ordre.	NATURE du SIGNE	SA FORME	SES DIMENSIONS	SON INCLINAISON GÉNÉRALE	SA SITUATION par rapport à UN OU DEUX REPÈRES	FACE
I, II III, IV V, VI	Cicatrice Coupure Brûlure Envie de.. Nævus Tatouage etc.	rectiligne ou supérieure, inférieure ou interne, externe, antérieure, postérieure. } à cavité triangulaire, ovale, ronde, demi-ovale, en croissant, en forme de Z, X, Y, V, etc.	1, 2, 3, 4 pour les cicatrices rectilignes ou 3/4, 4/8, etc. pour les cicatrices à deux dimensions, (trois centim. de longueur sur quatre de largeur, etc.)	horizontale verticale ou antérieure, postérieure, interne, externe. } oblique	dessus, sous, milieu, sur, ou en travers. —— à droite, à gauche (de un ou deux repères.)	antérieure, postérieure, externe, interne. (Quand la marque est située sur un des membres).

Liste des abréviations.

75. — Dans les maisons où le nombre des entrées et des sorties est considérable, les employés chargés de la prise des signalements ont été amenés à adopter, pour les termes les plus usuels, un certain nombre d'abréviations dont voici la liste. Les observateurs qui s'y familiariseront, y trouveront une notable économie de temps qui les compensera largement du labeur de l'apprentissage. **Ajoutons pourtant que l'extension de cette mesure à d'autres termes que ceux de cette liste, prêterait à la confusion et doit être évitée.**

	Pouce . . . . *P.*
	Index . . . . *I.*
	Médius . . . . *M.*
	Annulaire . . . . *A.*
Main	Auriculaire . . . . *Or.* (1)
	Phalange . . . . *ph.*
	Articulation . . . . *art.*
	Poignet . . . . *poig.*
	Interne . . . . *int.*
	Externe . . . . *ext.*
	Antérieur . . . . *ant.*
	Postérieur . . . . *post.*
Plans et faces	Inférieur . . . . *inf.*
	Supérieur . . . . *sup.*
	Droit . . . . *dr.*
	Gauche . . . . *g.*
	Oblique . . . . *obl.*
Inclinaisons	Horizontal . . . . *hor.*
	Vertical . . . . *vert.*
	Cicatrice . . . . *cic.*
	Rectiligne . . . . *rect.*
	Courbe . . . . (se supprime)
	A concavité . . . . *à cav.*
Divers	Ankylosé . . . . *ank.* (2)
	Furoncle . . . . *fur.*
	Grain de beauté . . . . *nævus* (du latin nœvus)
	Front, frontal . . . . *fr.*
	Centimètre . . . . *ct.*

(1) *Or.* au lieu de *Aur.* pour éviter toute confusion possible avec l'*A.* d'annulaire.
(2) A la suite d'une mensuration on emploie de préférence la lettre *k* suivie du nombre de millimètres retranchés (voir Iᵉ partie chap. II, § 22).

ANNEXE

SECTION I

INSTRUCTIONS SUR LA MANIÈRE DE PRENDRE
LES PHOTOGRAPHIES JUDICIAIRES DESTINÉES A FACILITER LES RECHERCHES
DANS UNE COLLECTION ANTHROPOMÉTRIQUE

1. — Chaque sujet doit être photographié de face et de profil dans les conditions de réduction, de pose, d'éclairage, de tenue et de format observées sur le spécimen ci-joint (fig. 39), et qui peuvent être ainsi spécifiées :

I. — *Réduction.*

2. — Le numéro de l'objectif doit être choisi de telle sorte et la distance qui sépare l'objectif de la chaise de pose ménagée de telle façon, qu'une longueur de vingt centimètres sur la figure du sujet à photografier, donne sur le cliché une image réduite à trois centimètres (soit trente millimètres), à un millimètre près en plus ou en moins.

3. — Pour déterminer rapidement la position respective de la chaise et de l'appareil, faire asseoir un sujet de bonne volonté sur la chaise de pose, en lui faisant maintenir verticalement et dans le plan de sa face une réglette de bois sur laquelle on aura eu soin de coller au préalable une bande de papier blanc de deux cents millimètres. Le photographe, d'autre part, tenant à la main une carte de papier fort de trente millimètres de largeur, éloignera ou rapprochera son appareil jusqu'à ce que les vingt centimètres de la réglette donnent sur la glace dépolie de la chambre noire une image réduite à trente millimètres, comme il pourra s'en assurer facilement en y superposant sa carte-repère.

4. — Il suffira pour éviter les tâtonnements dans les séances ultérieures de fixer, une fois pour toutes, sur le plancher de l'atelier, deux

5

petits tasseaux qui permettront de replacer immédiatement la chaise et l'appareil dans leurs positions respectives.

II. — *Pose*

5. — Chaque sujet doit être pris EXACTEMENT :

1° De face ;

2° De profil (côté droit),la tête étant inclinée de telle sorte que le regard soit horizontal et dirigé droit devant soi.

6. — On veillera, pour l'une et l'autre pose, à ce que le sujet soit assis bien carrément, les épaules autant que possible à la même hauteur, la tête reposant sur l'appui-tête.

REMARQUE IMPORTANTE

7. — Pour le profil, faire asseoir le sujet entièrement sur le côté gauche de la chaise, de façon que, vus de l'appareil, *la tête comme le corps apparaissent complètement de côté, mais en ayant soin de faire passer le bras gauche du sujet par dessus le dossier de la chaise.*

8. — Sans cette dernière manœuvre (la chaise et l'appareil étant immobilisés), le profil serait plus près de l'appareil que la face et donnerait une image notablement plus grande.

III. — *Éclairage.*

9. — La pose de face est éclairée par un jour venant de gauche, par rapport au sujet, la moitié droite restant dans une ombre relative.

10. — La pose de profil est éclairée par un jour tombant perpendiculairement à la figure du sujet.

IV. — *Tenue du sujet.*

11. — La pose de face doit être prise, autant que possible, sans faire subir de modifications à la tenue de l'individu, à l'exception du cou qui doit être débarrassé des cache-nez, cravates volumineuses, etc. qui le cachent en hiver.

12. — L'intérêt du profil résidant notamment dans l'indication de l'in-

clinaison du front, on devra veiller à ce que le détenu relève les mèches de cheveux qui lui voileraient le front.

13 — Pour obtenir ce résultat sur certaines chevelures incultes et rétives, il sera quelquefois nécessaire d'assujetir les cheveux, soit avec une ficelle, soit mieux avec un élastique (mais pour la pose de profil seulement).

14. — Les oreilles devront toujours être dégagées de la chevelure pour le profil comme pour la face.

15. — Les photographies de profil où le contour de l'oreille n'apparaîtrait pas en entier, devront être rejetées et refaites.

V. — *Format et collage des épreuves.*

16. — Les épreuves doivent être coupées à cinq millimètres au plus au-dessus des cheveux et collées sur une fiche de bristol, le profil à gauche et la face à droite. On laissera au buste toute la hauteur que comportera le cliché, et l'on ne rognera que le moins possible sur la largeur des épaules des photographies de face.

VI. — *Numéros d'ordre des clichés. — Tenue d'un registre spécial. Format réglementaire des étiquettes.*

17. — Pour éviter toute confusion dans la transcription des états-civils et pour faciliter le classement ultérieur des clichés, on attribuera à chaque détenu photographié un numéro d'ordre, suivant son rang d'inscription sur le registre spécialement destiné au contrôle des opérations photographiques.

18. — Ce chiffre sera répété sur une étiquette mobile qui sera accrochée, suivant la pose, sur la poitrine ou sur l'épaule du détenu.

19. — Cette indication reproduite ainsi par la photographie permettra, en se reportant au registre, de retrouver facilement le nom, l'état-civil et les mensurations de chaque sujet.

20. — Le numéro d'ordre sera lui-même précédé sur l'étiquette d'une ou deux lettres de l'alphabet, toujours les mêmes pour chaque maison, et qui seront désignées par l'administration centrale. Il a été admis comme règle que l'on éviterait que ces lettres ne coïncidassent avec les initiales du lieu de détention.

21. — Les étiquettes portant la lettre de la maison et le numéro d'ordre de chaque cliché photographique, seront faites sur papier jaunâtre, dit bulle, et devront avoir la dimension constante de dix centimètres sur cinq. Les lettres et chiffres seront tracés en grosse bâtarde, ou, si possible, au moyen de caractères à jour.

21. — A défaut de papier jaune, les étiquettes pourront être faites sur papier blanc ordinaire, mais leur format réglementaire devra toujours être minutieusement observé, à un millimètre près.

REMARQUE GÉNÉRALE

22. — Il va de soi que tout ce qui, dans ces instructions, a trait au registre spécial, aux étiquettes, au commandement des détenus, au changement de pose, etc. , doit être du ressort exclusif du personnel du lieu de détention. Le photographe civil, après avoir convenablement disposé son échelle de réduction, ne doit plus avoir qu'à opérer sur les modèles tels qu'ils lui sont présentés, et dont il ne doit connaître que le numéro d'ordre, sans jamais remonter jusqu'au nom.

23. — Les clichés ne devront être l'objet d'aucune espèce de retouche, sous quelque prétexte que ce soit.

DES PHOTOGRAPHIES EN PIED

24. — Nous avons supposé, dans ce résumé de photographie judiciaire, que le portrait photographique était principalement destiné à être comparé avec d'autres portraits précédemment faits et conservés dans les archives des greffes. Pour une recherche de ce genre, aucune pose ne vaut celle de profil.

25. — Il n'en est pas toujours ainsi. Pour les affaires graves, on prend souvent, outre les deux photographies types, *profil* et *face*, des photographies de trois quarts destinées à faciliter l'instruction d'une affaire. Certaines enquêtes même seraient complètement impossibles sans cette façon de procéder. Il est infiniment plus simple par exemple de colporter une photographie de garni en garni que d'y promener un individu, surtout si la recherche doit être conduite dans une ville étrangère ou simplement éloignée du lieu de détention.

26. — Pour ce genre d'enquête, la photographie judiciaire est amenée à varier son *modus operandi*. Le but poursuivi n'étant pas le même,

les moyens doivent changer. Du moment que le portrait est destiné à faciliter une enquête, il faut tenir compte en première ligne de la façon de voir du public qui n'a pas l'habitude des photographies de profil.

27. — On s'en tiendra, autant que possible, aux deux poses suivantes : 1° une épreuve **tête nue,** de face, suivant le modèle *ordinaire ;* 2° une épreuve de trois quarts avec chapeau, mais **en pied.** (1)

28. — Dans la photographie en pied, ne pas s'occuper de la figure que doit donner l'épreuve de face ; veiller uniquement à ne pas gêner la pose naturelle de l'individu. Les deux photographies : *traits du visage à une forte échelle* et *portrait en pied* se complètent l'une l'autre.

Le gros public qui est destiné à fournir des renseignements ignore si M. X., qu'il n'a vu qu'une ou deux fois, a le nez tourné comme ceci ou comme cela. Il ne se rappelle l'individu qu'en gros : l'ovale du visage, la carrure des épaules, la façon de laisser tomber les bras et les épaules, de tenir la tête, ou encore la coupe de l'habit ou du pantalon, l'aspect de la cravate ou du chapeau, sont restés souvent plus présents à sa mémoire que la coupe de la bouche ou du nez.

---

(1) Pour le portrait *en pied* format album, réduction à 1/15 ; pour le format carte de visite, réduction à 1/25.

Explication des renvois
de la
FICHE-SPÉCIMEN

PREMIÈRE TRAVÉE HORIZONTALE

(a) *Colonnette de la taille :* 1° Taille (le chiffre 1^m est sous-entendu) ; 2° Indication de la voûte de la taille ; 3° Buste.

(b) *Mensurations relevées sur la tête :* 1° *longueur,* 2° *largeur,* 3° *oreille.* La largeur de la tête ayant un chiffre exceptionnellement élevé a été contrôlée et apostillée des lettres *rv.* — (Voir le § 80 de la 1re partie, chap. II pour l'explication des lettres *pr*).

(c) *Mensurations :* 1° *du pied ;* 2° *du médius ;* 3° *de l'auriculaire.* — On a supposé qu'une difficulté s'était élevée pour la mensuration du pied : un renvoi au paragraphe des *observations* en donne la cause. — Pour le médius, l'ankylose d'une articulation diminue ce doigt d'environ 3 millimètres, on doit en conséquence supposer pour les recherches qu'il a pu mesurer antérieurement de 10.7 à 11.0 millimètres.

(D) *Couleur de l'œil :* 1° Pigmentation ; 2° Périphérie ; 3° Limite.

(E) *1° et 2° Envergure et voûte de l'envergure ; 3° Coudée et voûte de la coudée.*

(F) *Age :* 1° Age déclaré au jour de l'observation ; 2° date de naissance ; 3° âge apparent quand il diffère sensiblement de l'âge déclaré : l'exemple donné ci-dessus signifie que l'individu examiné semble âgé d'environ 22 ans ; *paraît* — 2, pour le même âge déclaré, serait appliqué à un individu ne paraissant que 17 ans. Le signe = indique l'absence de remarque de ce genre.

DEUXIÈME TRAVÉE HORIZONTALE

(g) *Nez :* 1° profil du nez ; 2° dimensions ; 3° observations y relatives.

(h) *Oreille droite :* 1° remarques sur la bordure de l'oreille droite ; 2° remarque sur la goutte ; 3° observations portant sur d'autres points non spécifiés ou sur l'oreille gauche en général.

(i) *Système pileux :* 1° couleur des cheveux ; 2° couleur de la moustache ; 3° observations y relatives, inclinaison du front et traits caractéristiques.

AU BAS DE LA FICHE

(j) *Lieu et date de l'observation.*
(K) *Nom de l'employé* qui a relevé les renseignements.

SPECIMEN DE FICHE

(Pour la disposition des rubriques voir la page ci-contre).

.... largeur 14 cent., 5 ....

(a)	(b)	(c)	(d)	(e)	(f)
62.8	18.5	24.2 (1)	*C. or. m.*	62	19
1	17.3 *rv.*	10.7 *k*. 3	*ard. v. f.*	4	3 sept. 1866
82.3	6.3 *pr.*	8.4	*L. C. ch. cl.*	42.5 V 3	paraît $+3$

(g)	(h)	(i)
cav. rel.	bordure sup. aplatie,	ch (roux) m. —blond roux cl.
court, m. large,	longue, pointue, collée.	front fuyant et dégarni,
bourgeonné.	» » »	menton de galoche.

Observations relatives aux mensurations :

(1) *Mensuration imparfaite par suite de blessure passagère au talon.*

Marques particulières :

I	*Une ancre à 10 dessus poig. g. ant.*
	Cic. rect. de 2 obl. int. dos de la main g. à 3 dessus A.
	Cic. cav. sup. hor. milieu 1re ph. M. g. post.
	Cic. rect. obl. post. 3e art. O. g. ext.-post.
II	*Cic. obl. ext. 3e ph. M. dr. post.*
	Ongle P. dr. strié.
	Deux ph. I. dr. amputés.
III	» » »
IV	*Fraise à 3 dessus et avant téton g.*
V	*Nævus sur la colonne à 10 sous 7e.*
	Nævus-verrue à 8 à g. colonne à 15 sous 7e.
VI	*2e orteil dr. en marteau.*
	Cic. oblongue de brûlure de 8 cent. sur 12 hor. mollet g. à 15 sous art. du genou int.

(J) *Lyon, Maison correction, le 27 sept. 1885.*   (K) *M. Dubois*

Nom   Prénoms

né à   département

fils de   et de

Profession   domicile

Papiers d'identité : L'identité déclarée semble-t-elle

         douteuse ?

Arrestations successives
que l'employé mensurateur a été appelé à constater :

Vol étalage le 27 sept. 1885. — 15 jours.
Vag. le 1er nov. 1885. — Mainlevée.
Vol effr^{ion} le 18 janv. 1886. — 5 ans, Gaillon, interd. séjour.
Vag. le 30 août 1892. — Décision inconnue.

FIGURES

FIGURE I

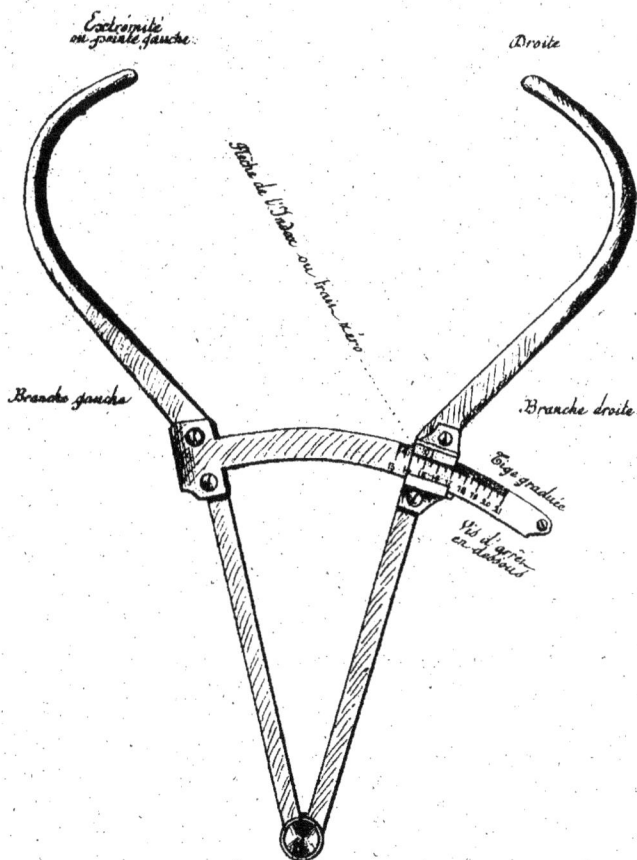

Extrémité ou pointe gauche.

Droite.

Flèche de l'index ou trait-zéro.

Branche gauche.

Branche droite.

Tige graduée.

Vis d'arrêt en dessous.

COMPAS D'ÉPAISSEUR

pour la mensuration de la longueur et de la largeur de la tête.

NOTA. — Pour lire les indications de l'instrument, se reporter vis-à-vis le trait zéro.

Exemple : L'ouverture des branches, sur le dessin ci-dessus, est d'environ 17 centimètres, 7 millimètres.

FIGURE II

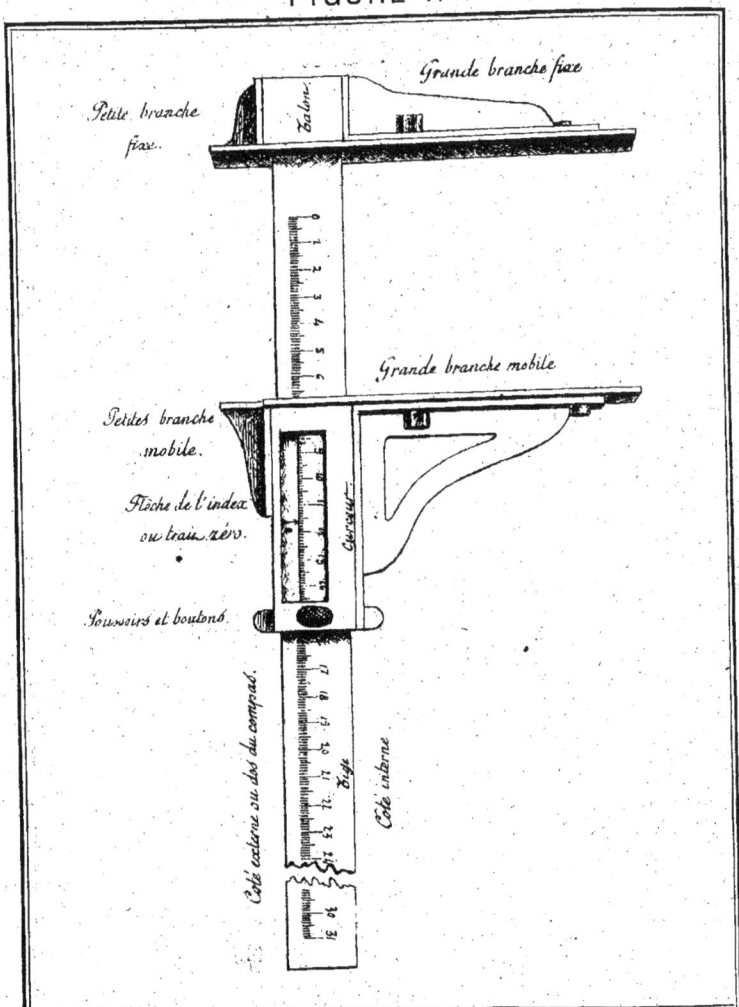

Grande branche fixe

Petite branche fixe.

Talon

Grande branche mobile

Petite branche mobile.

Flèche de l'index ou trait zéro.

Poussoirs et boutons.

Cercueil

Tige

Côté externe ou dos du compas.

Côté interne.

COMPAS A GLISSIÈRE

pour la mensuration du médius et de l'auriculaire, du pied et de la coudée.

Nota. — Pour lire les indications de l'instrument se reporter vis-à-vis le trait zéro.

Exemple : L'ouverture des branches, sur le dessin ci-dessus, est d'environ 11 centimètres 3 millimètres.

FIGURE III

Bouton
de l'extrémité de la tige

Branche fixe

Branche mobile

Flèche de l'index
ou trait zéro

Poussoirs
ou boutons mobiles

Tige

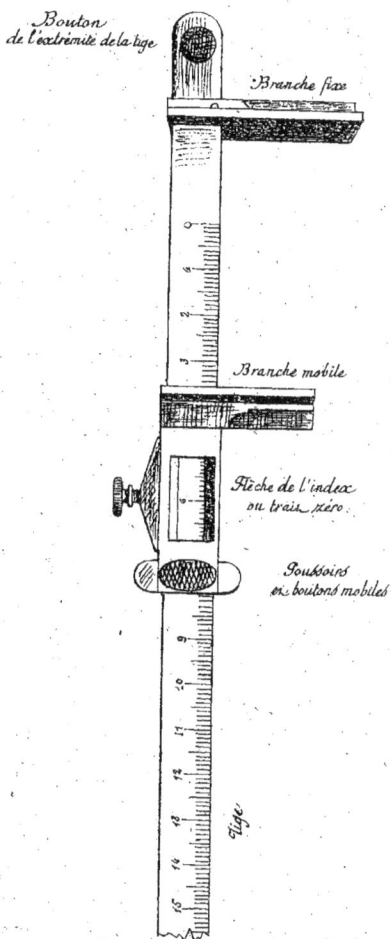

PETIT COMPAS A GLISSIÈRE

pour la mensuration spéciale de l'oreille.

NOTA. — Pour lire les indications de l'instrument se reporter vis-à-vis le trait zéro.

FIGURE IV

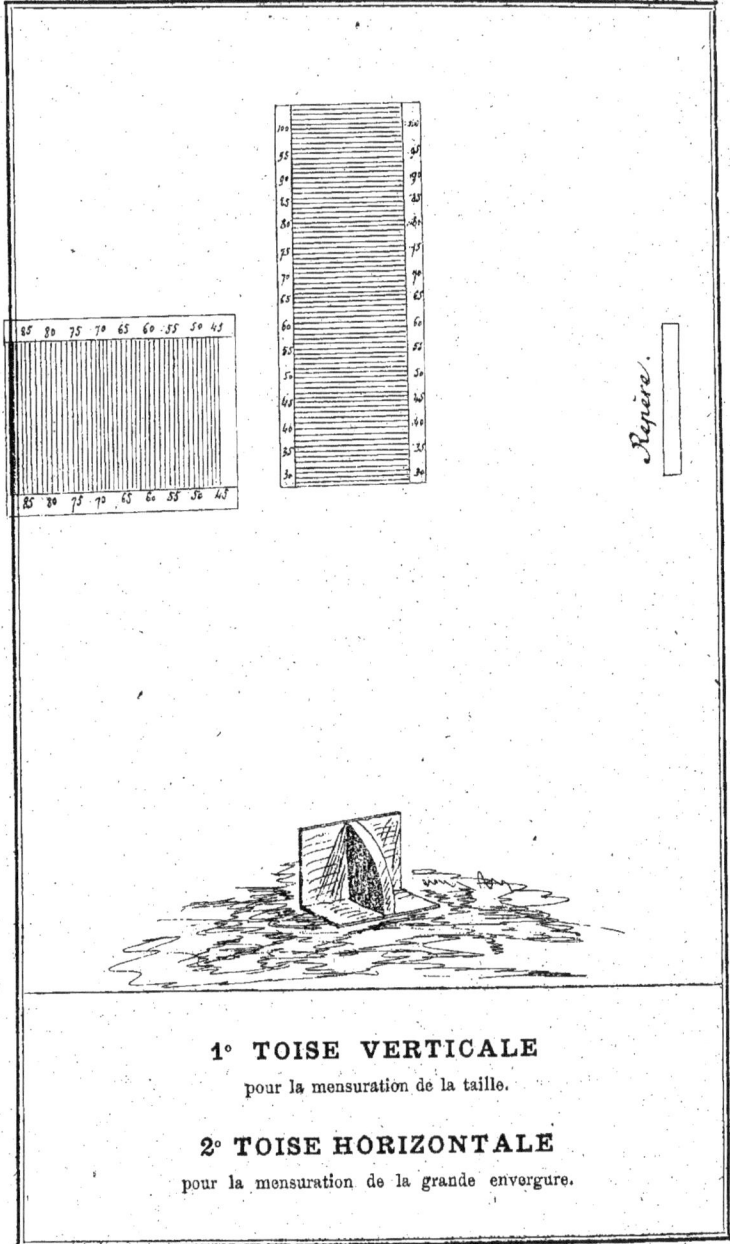

1° TOISE VERTICALE
pour la mensuration de la taille.

2° TOISE HORIZONTALE
pour la mensuration de la grande envergure.

FIGURE V

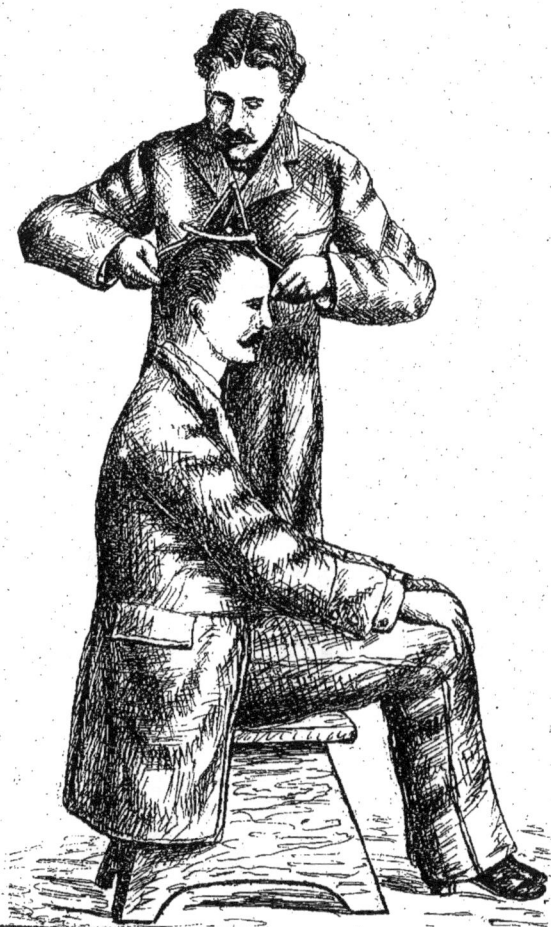

LONGUEUR DE LA TÊTE

1er *Temps*. — La pointe gauche du compas étant maintenue sur la racine du nez, l'opérateur, les yeux fixés sur la graduation, fait descendre l'extrémité droite sur le derrière et le milieu de la tête et apprécie, à 1 millimètre, près la longueur maximum probable.

FIGURE VI

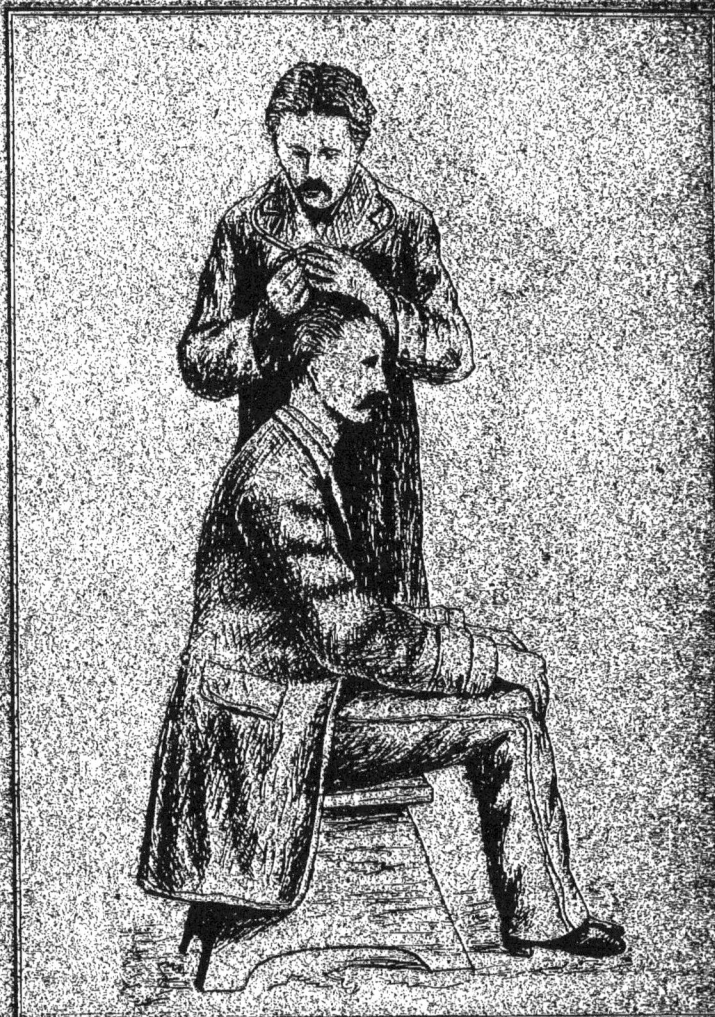

LONGUEUR DE LA TÊTE

2e Temps. — Il fixe l'ouverture du compas à la longueur couronnée, au moyen de la vis d'arrêt.

(Voir également, pour la position des doigts de l'opérateur vis-à-vis, la figure du 2e temps de la largeur.

3e Temps. — Pour la position générale se reporter à la figure précédente.

FIGURE VII

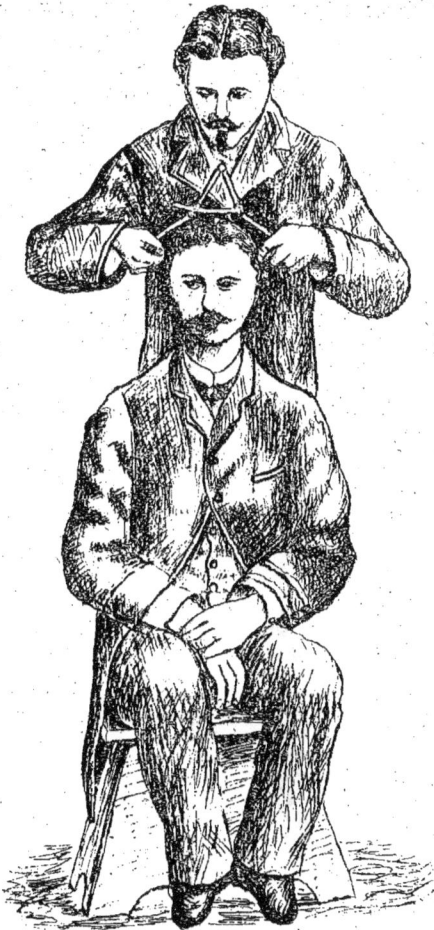

LARGEUR DE LA TÊTE

1er Temps. — L'opérateur, les yeux fixés sur la graduation, apprécie, à 1 milimètre près, la largeur probable.

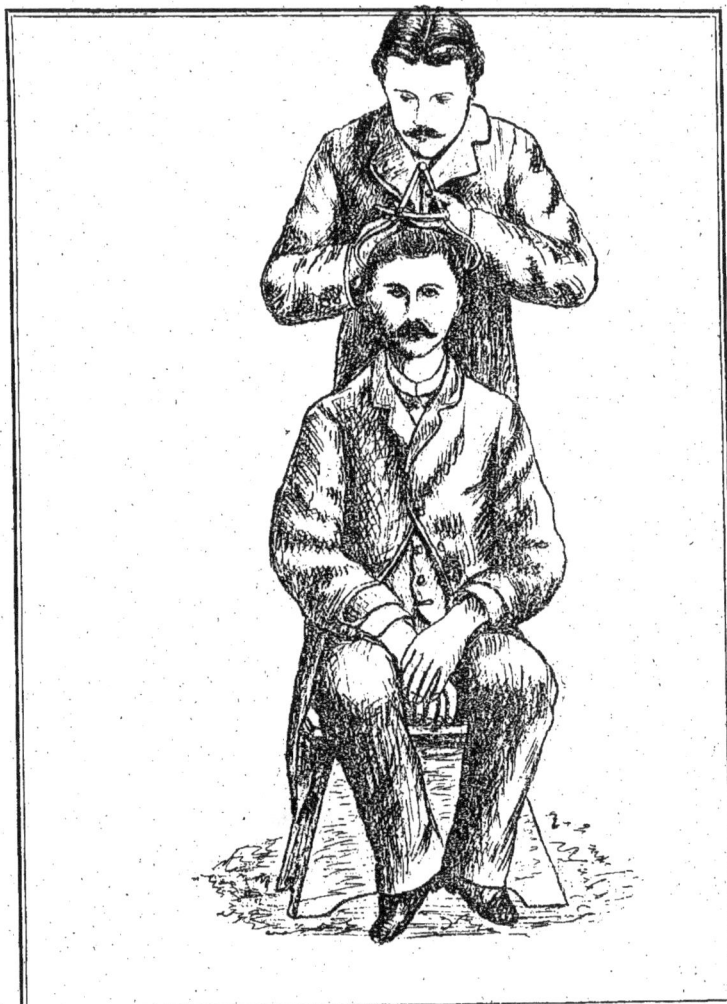

FIGURE VIII

LARGEUR DE LA TÊTE

2e *Temps*. — Au moyen de la vis d'arrêt, il fixe l'ouverture du compas à
la longueur soupçonnée, mais sans avoir besoin de dégager le compas de la
tête.

FIGURE IX

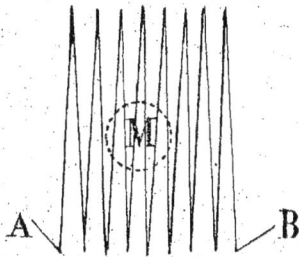

A. — Mensuration correcte.

AB. Trajet suivi par une des pointes du compas sur une des faces latérales de la tête, point M centre du maximum.

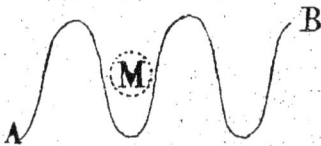

B. — Mensuration défectueuse.

AB. Trajet en zigzags *trop écartés* décrits par la pointe du compas. — Point M centre du maximum non touché par le compas.

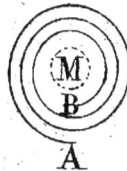

C. — Mensuration défectueuse.

AB. Trajet circulaire décrit par la pointe du compas autour du point M, centre du maximum non touché par le compas.

3e Temps. — Pour la position générale, voir la figure 7, (pour l'explication des dessins A, B et C se reporter au texte § 33, 34 et 35).

**

FIGURE X

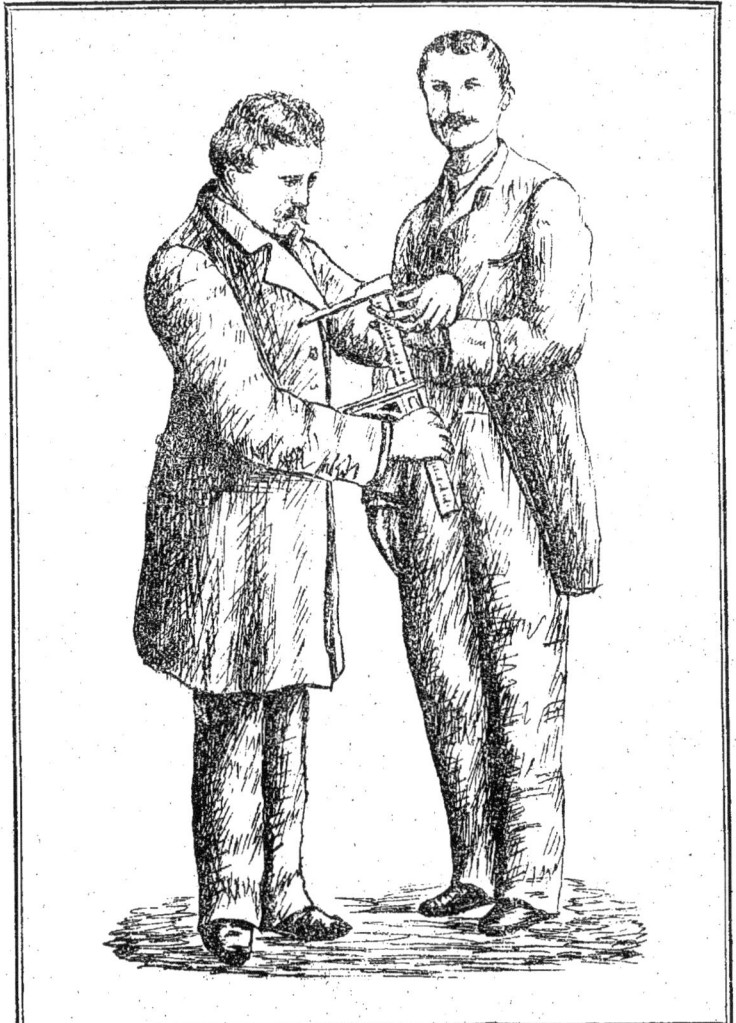

DOIGT MÉDIUS GAUCHE

1er Temps. — L'opérateur place le doigt à mesurer sur le dos du compas.

FIGURE XI

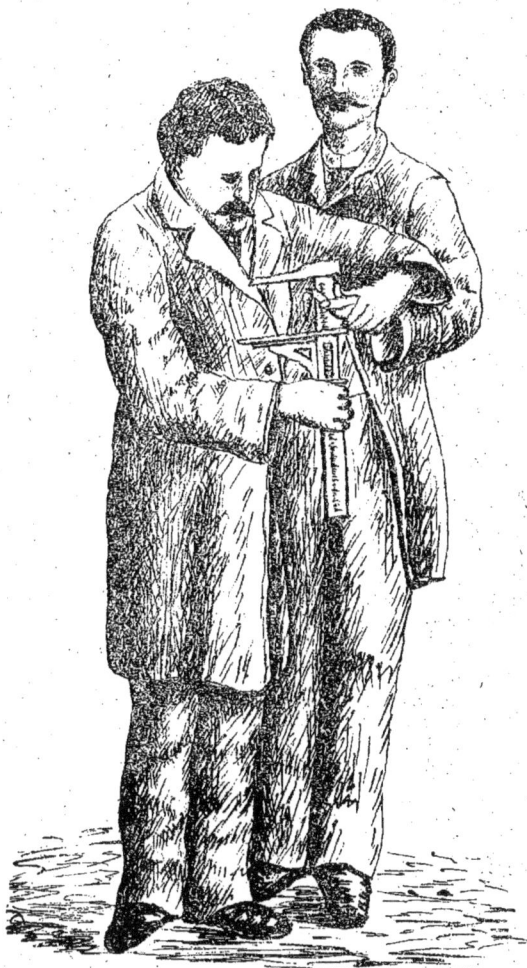

DOIGT MÉDIUS GAUCHE

2e *Temps*. — Opérant un quart de tour sur lui-même (en relevant forte-ment le coude gauche), il amène le doigt à mesurer dans une direction per-pendiculaire au dos de la main.

3e *Temps*. — La main du sujet étant régulièrement disposée, l'opérateur fait descendre le curseur et lit le chiffre indiqué.

FIGURE XI bis

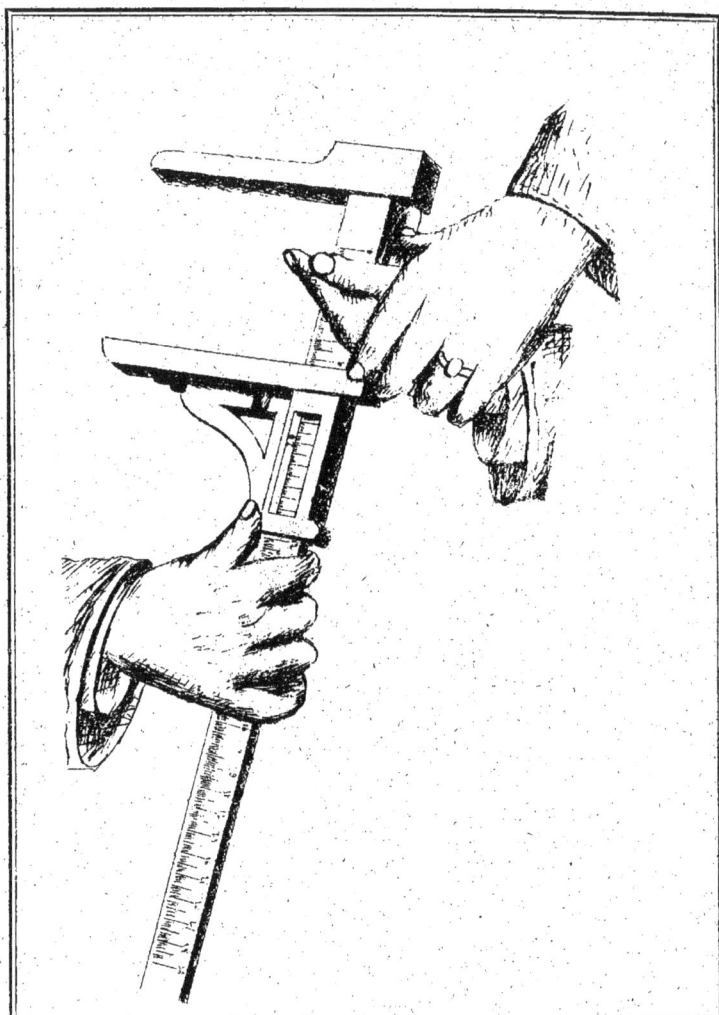

DOIGT MÉDIUS GAUCHE

grossissement de la position des doigts au 3e temps.

FIGURE XII

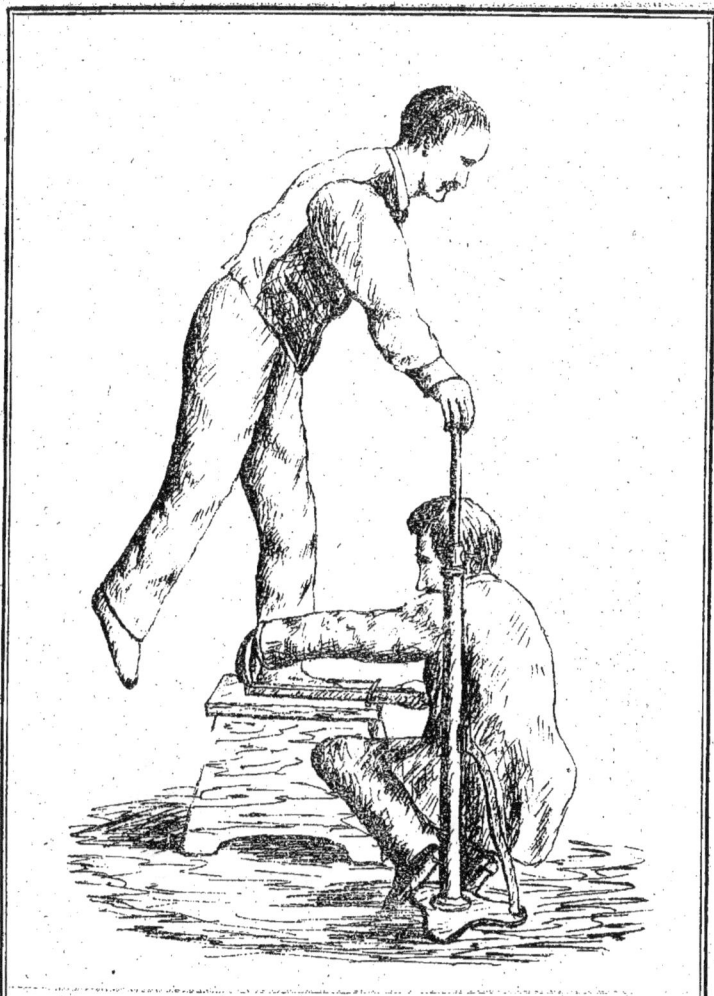

PIED GAUCHE

1er *Temps.* — L'opérateur, après avoir fait placer son sujet dans la position représentée ci-dessus, fait adhérer fortement la branche fixe de l'instrument au dos du talon, tout en veillant à ce que la tige touche à la face interne du talon et à l'articulation de l'orteil.

FIGURE XIII

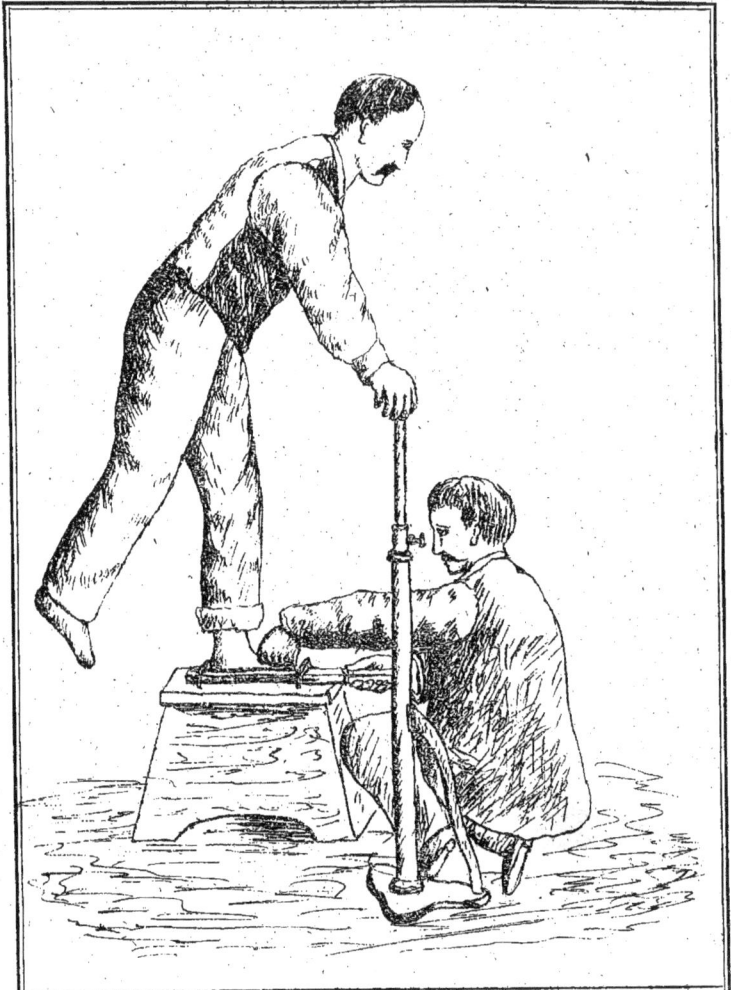

PIED GAUCHE

2e et 3e Temps. — Il descend le curseur de la main droite, invite le sujet à fléchir légèrement le genou, appuie sur la première et deuxième articulation du gros orteil, regarde si les autres orteils ne sont pas pliés, rectifie, si nécessaire, la position de l'instrument et le chiffre indiqué.

FIGURE XIV

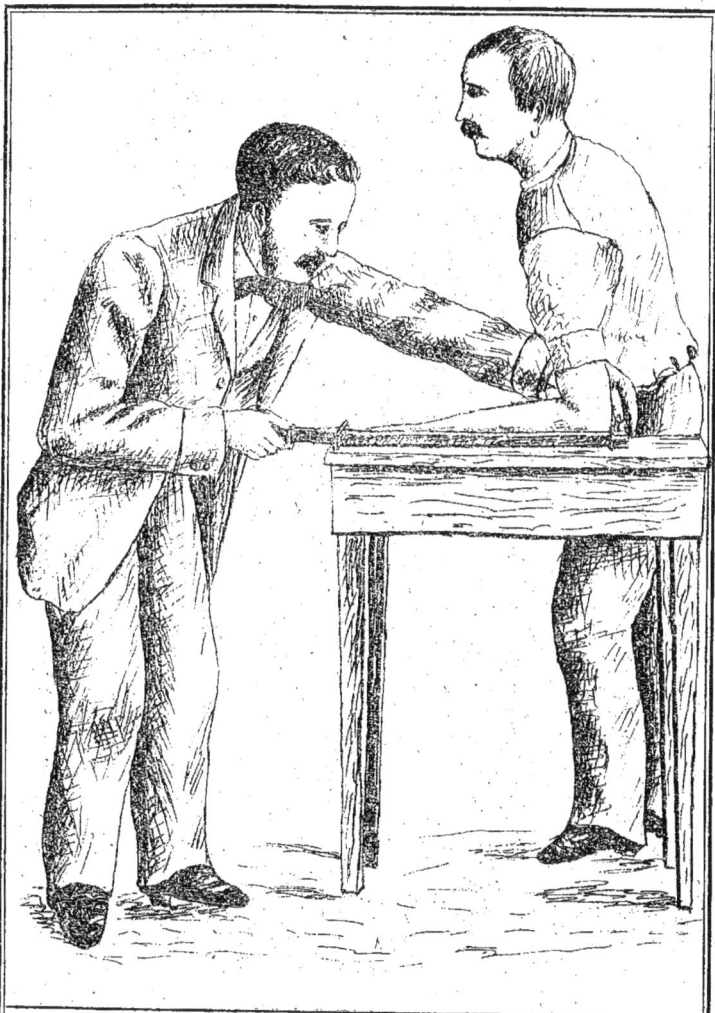

COUDÉE GAUCHE

1er et 2e Temps. — L'opérateur fait placer son sujet dans la position représentée ci-dessus et cale la branche fixe du compas contre la pointe du coude, la tige étant dirigée parallèlement à l'axe du bras.

FIGURE XV

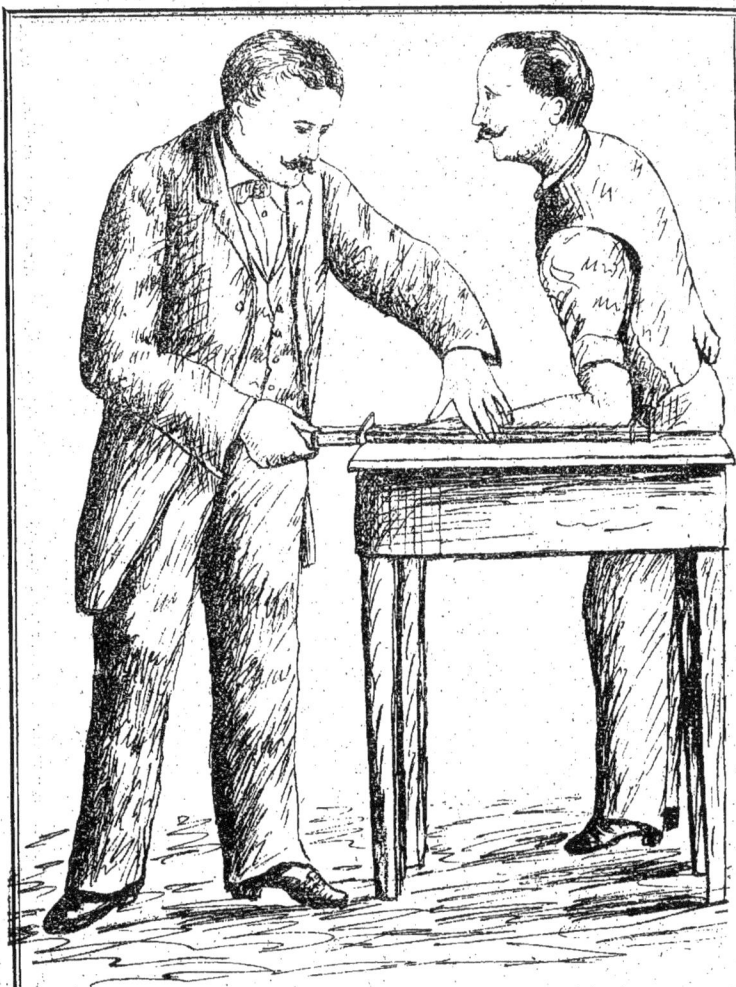

COUDÉE GAUCHE

3e Temps. — Il pousse la branche mobile, exerce une légère pression sur le poignet et le dos de la main du sujet, s'assure une dernière fois que la pointe du coude et le milieu du poignet sont sur la même droite que la première articulation et le bout du médius et dicte le chiffre indiqué par la graduation.

FIGURE XVI

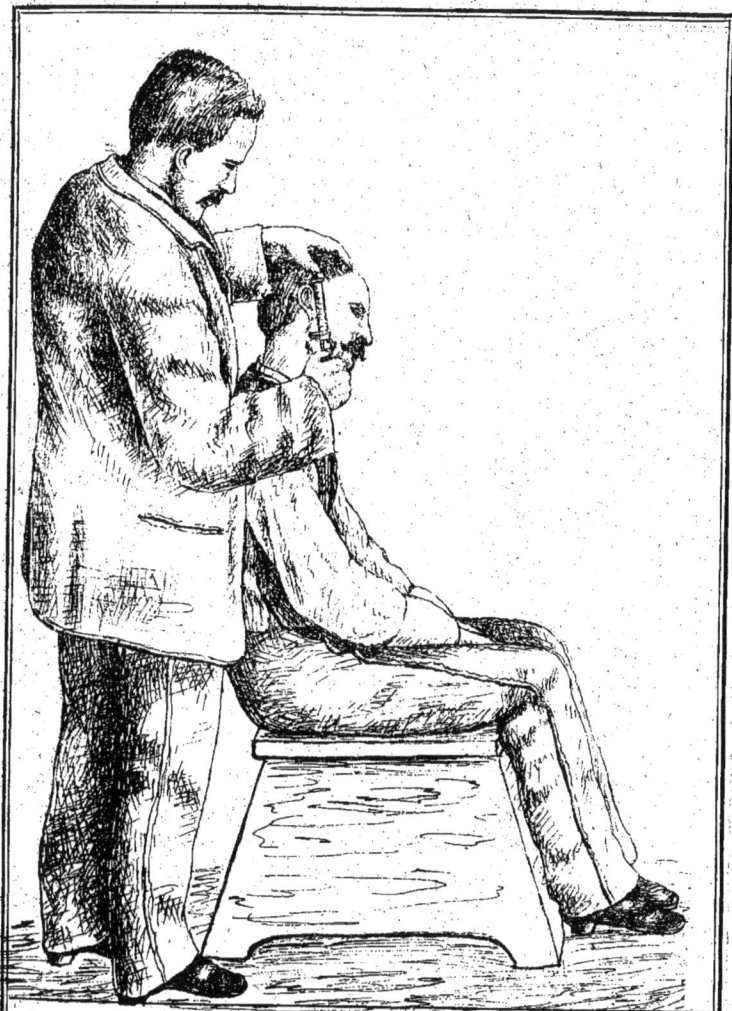

OREILLE DROITE

1er Temps. — L'opérateur fait affleurer la branche fixe de l'instrument contre la bordure supérieure de l'oreille et l'immobilise en appuyant assez fortement son pouce gauche sur l'extrémité supérieure de la tige, les autres doigts de la main prenant un point d'appui sur le haut du crâne.

2e et 3e Temps. — La tige du compas étant dans une situation parallèle à l'axe de l'oreille, il pousse doucement la branche mobile jusqu'à affleurement avec l'extrémité inférieure de la goutte et s'assure avant de lire la graduation que le pavillon de l'oreille n'est en rien déprimé par l'une ou par l'autre branche.

***

FIGURE XVII

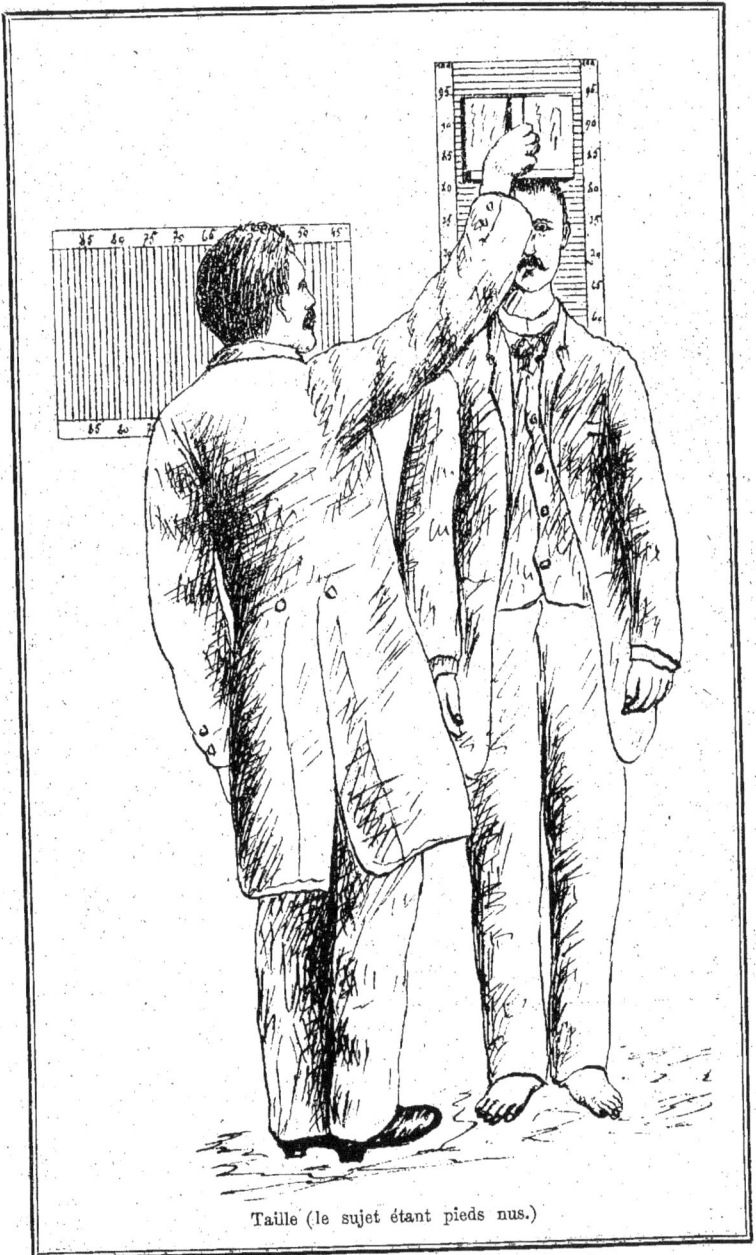

Taille (le sujet étant pieds nus.)

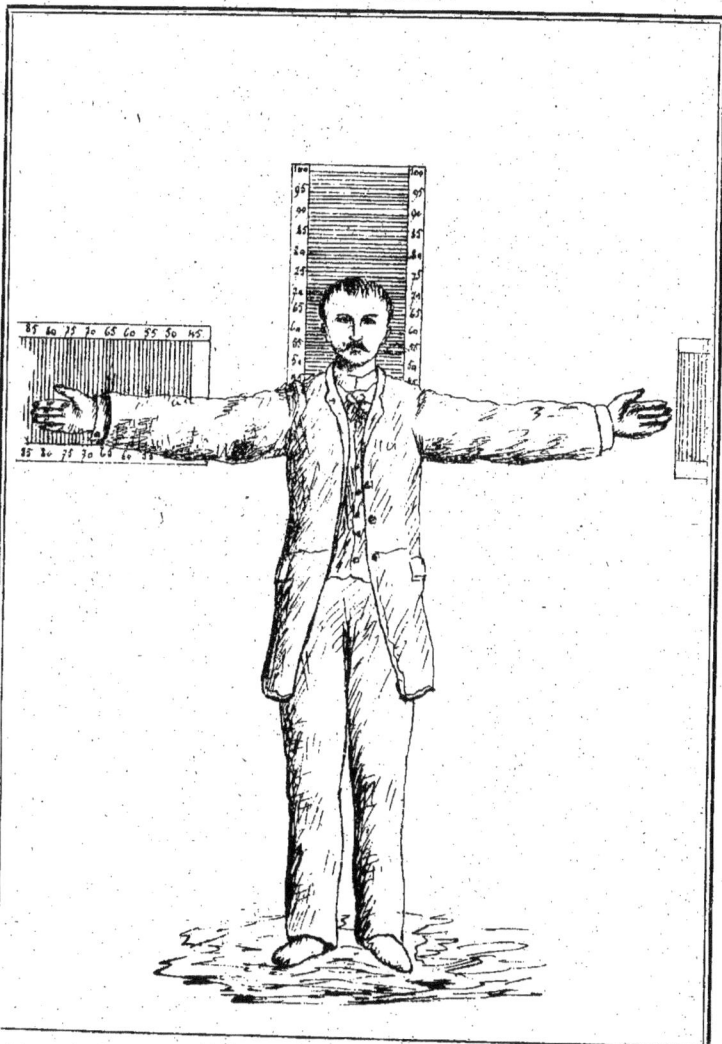

FIGURE XVIII

ENVERGURE
Grande envergure ou longueur maximum des bras étendus en croix.

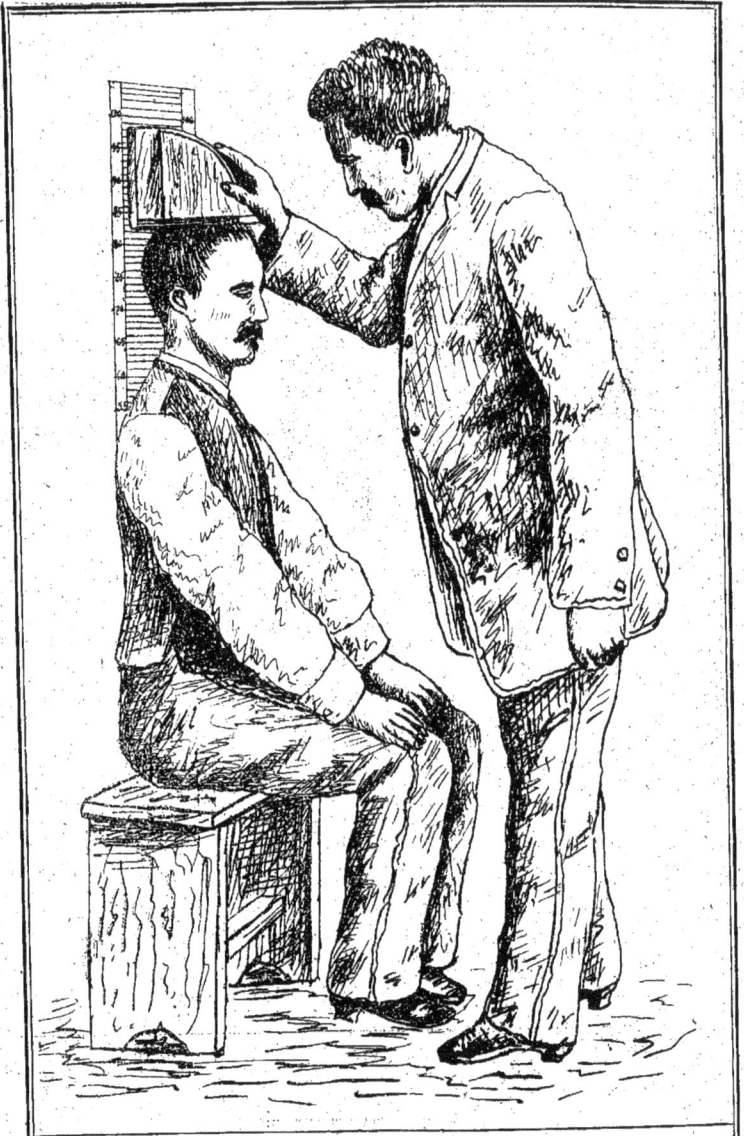

FIGURE XIX

MENSURATION DU BUSTE

Faire asseoir le sujet *bien à fond* sur le tabouret, veiller à ce qu'il se tienne droit et placer l'équerre mobile comme pour la taille.

FIGURE XX

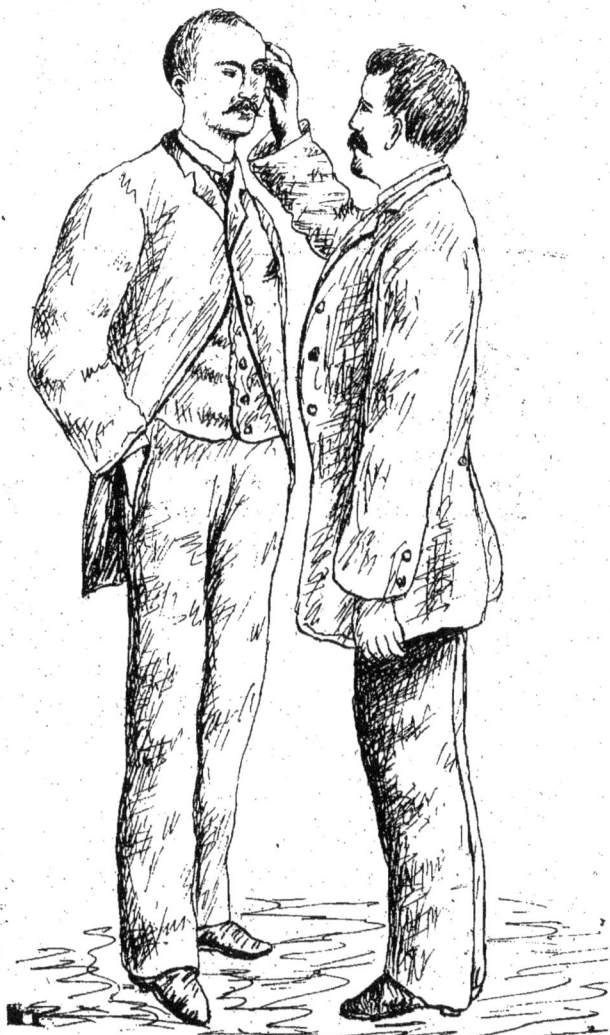

ŒIL GAUCHE

L'observateur, le dos tourné au jour, invite le sujet à le regarder les yeux
dans les yeux et apprécie la nuance de son pigment.

SÉRIES

DIVISION Nº 1 DE

A TEINTE UNIE

a

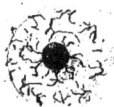

»　»
bleu azur m.
franc.

b

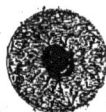

»　»
bleu violet m.
franc.

c

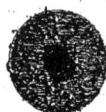

»　»
bleu ardoisé m.
franc.

ÉCHELLE DE

DIVISIONS Nᵒˢ 2, 3, 4, 5, 6,

g

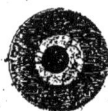

Cercle jaune m.
bleu violet m.
= fr.

h

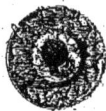

Cercle orange m.
bleu violet m.
= franc.

i

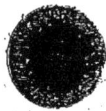

Cercle châtain m.
bleu violet verdâtre m.
franc.

IMPIGMENTÉES

LA CLASSIFICATION

AVEC AURÉOLE BLANCHATRE

d	e	f
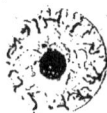	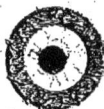	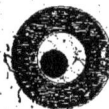
» »	» »	» »
bleu azur m. pâle	bleu violet m. pâle	bleu ardoisé m. pâle
franc.	franc.	franc.

PIGMENTATION

ET 7 DE LA CLASSIFICATION

j	k	l
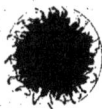	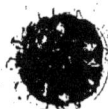	
Cercle marron f.	Marron f.	Marron foncé
jaune verdâtre m.	jaune verdâtre m.	» »
⚊ franc.	franc.	franc.

FIGURE XXII

NOTATIONS DU PROFIL DU NEZ ET DE SES DIMENSIONS

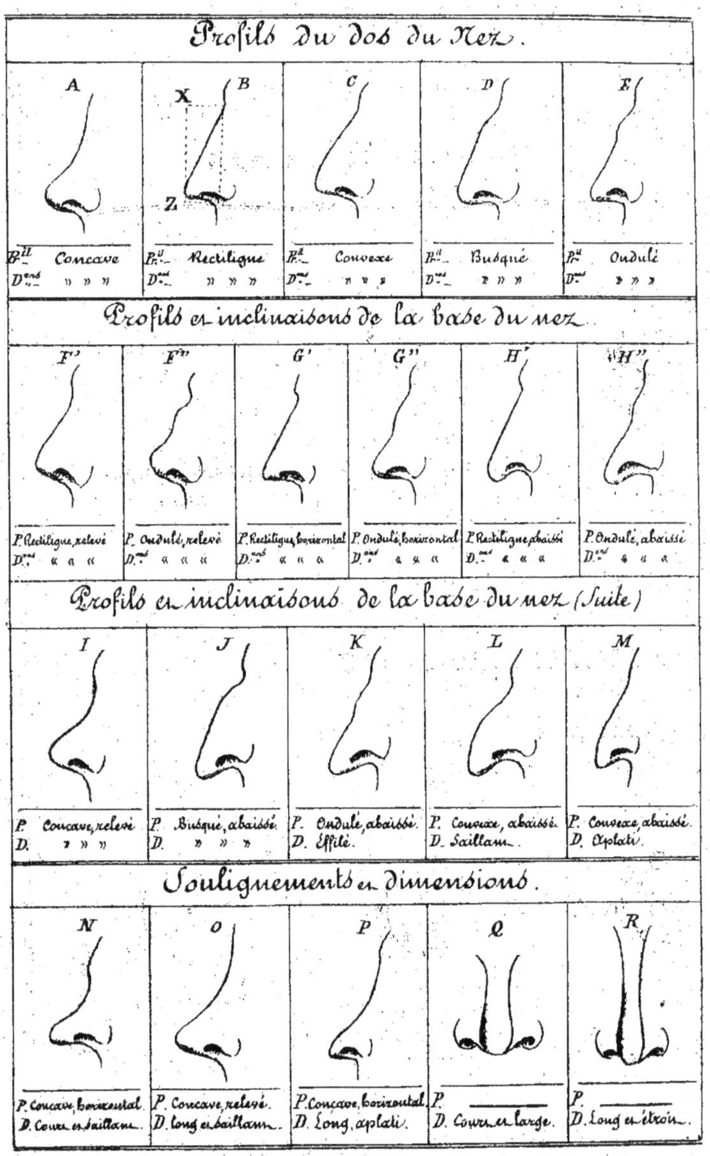

FIGURE XXIII

FACE ANTÉRIEURE

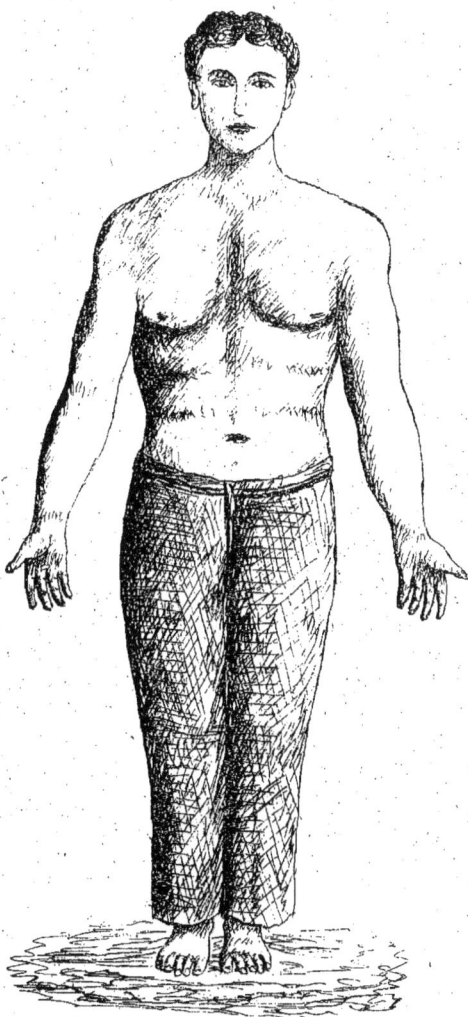

****

FIGURE XXIV

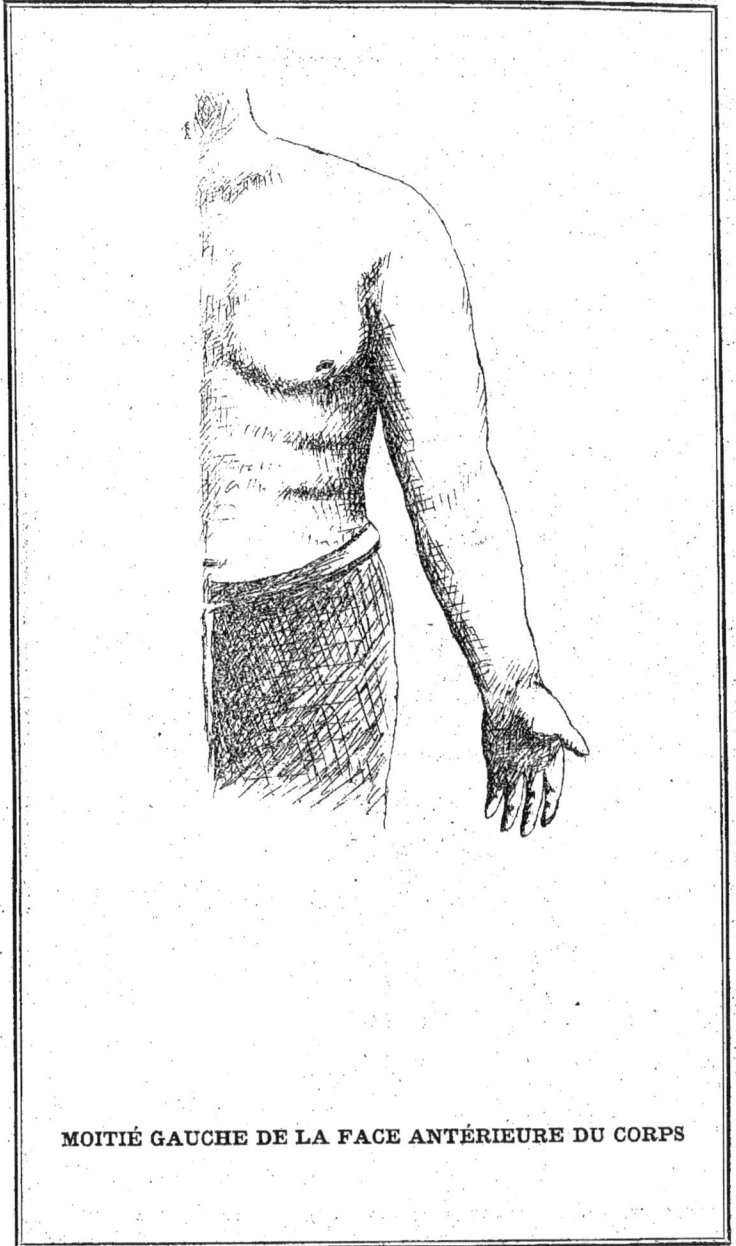

MOITIÉ GAUCHE DE LA FACE ANTÉRIEURE DU CORPS

FIGURE XXV

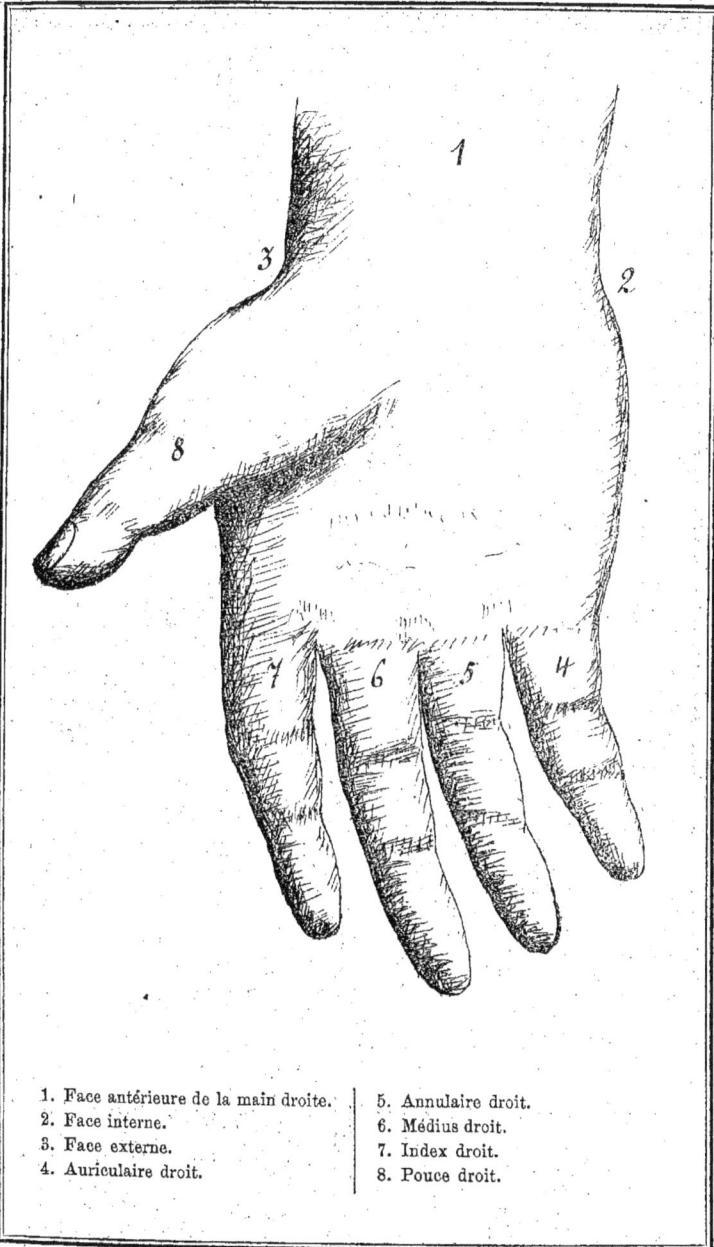

1. Face antérieure de la main droite.
2. Face interne.
3. Face externe.
4. Auriculaire droit.
5. Annulaire droit.
6. Médius droit.
7. Index droit.
8. Pouce droit.

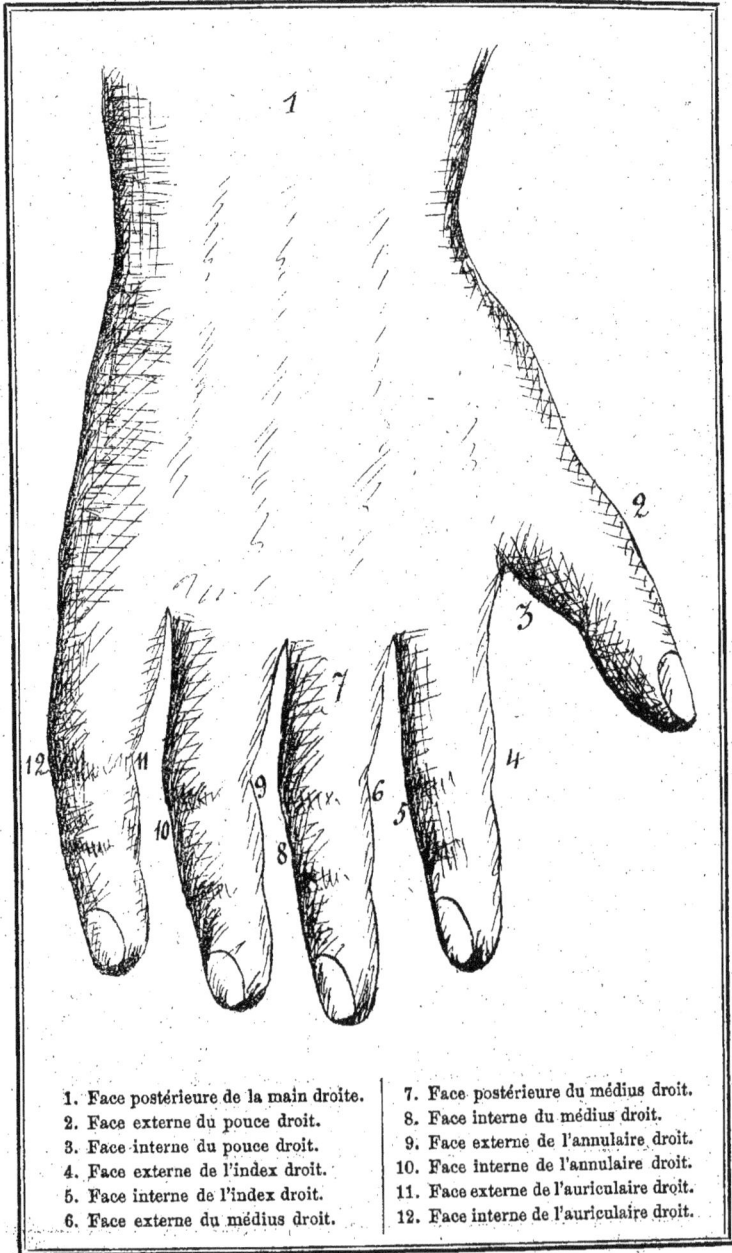

FIGURE XXVI

1. Face postérieure de la main droite.
2. Face externe du pouce droit.
3. Face interne du pouce droit.
4. Face externe de l'index droit.
5. Face interne de l'index droit.
6. Face externe du médius droit.
7. Face postérieure du médius droit.
8. Face interne du médius droit.
9. Face externe de l'annulaire droit.
10. Face interne de l'annulaire droit.
11. Face externe de l'auriculaire droit.
12. Face interne de l'auriculaire droit.

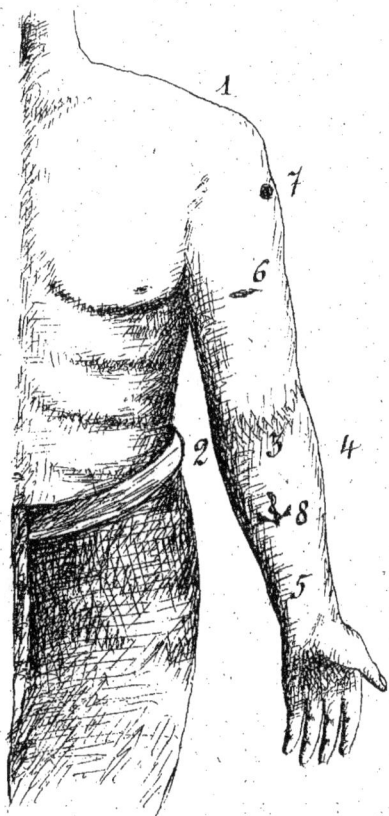

FIGURE XXVII

MOITIÉ GAUCHE DE LA FACE ANTÉRIEURE DU CORPS

1. Épaule gauche.
2. Coude gauche (face) interne.
3. Coude gauche antérieur.
4. Coude gauche externe.
5. Avant-bras gauche face antérieure.
6. Cicatrice horizontale rectiligne de

4 centimètres à 10 centimètres dessus coude gauche antérieur.

7. Grain de beauté à 5 centimètres sous épaule gauche externe.

8. Une ancre tatouée de 3 centimètres sur 2 à 14 centimètres dessus poignet gauche antérieur.

FIGURE XXVIII

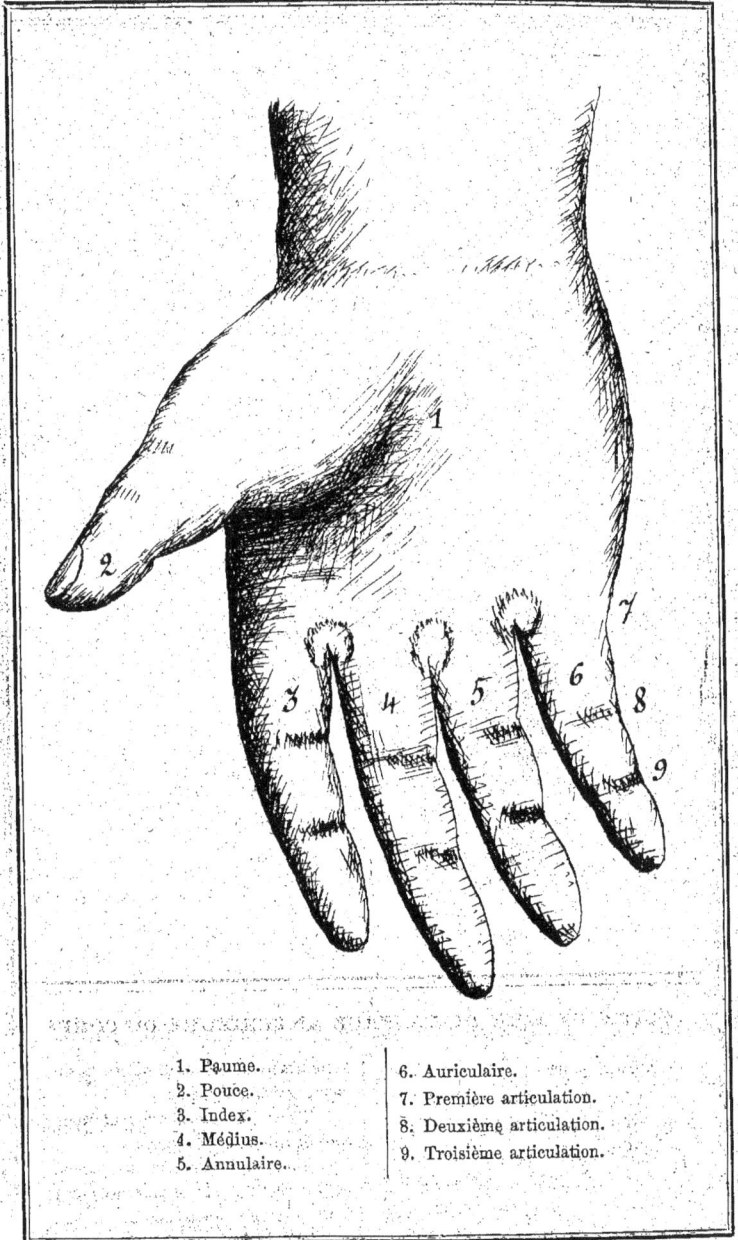

1. Paume.
2. Pouce.
3. Index.
4. Médius.
5. Annulaire.

6. Auriculaire.
7. Première articulation.
8. Deuxième articulation.
9. Troisième articulation.

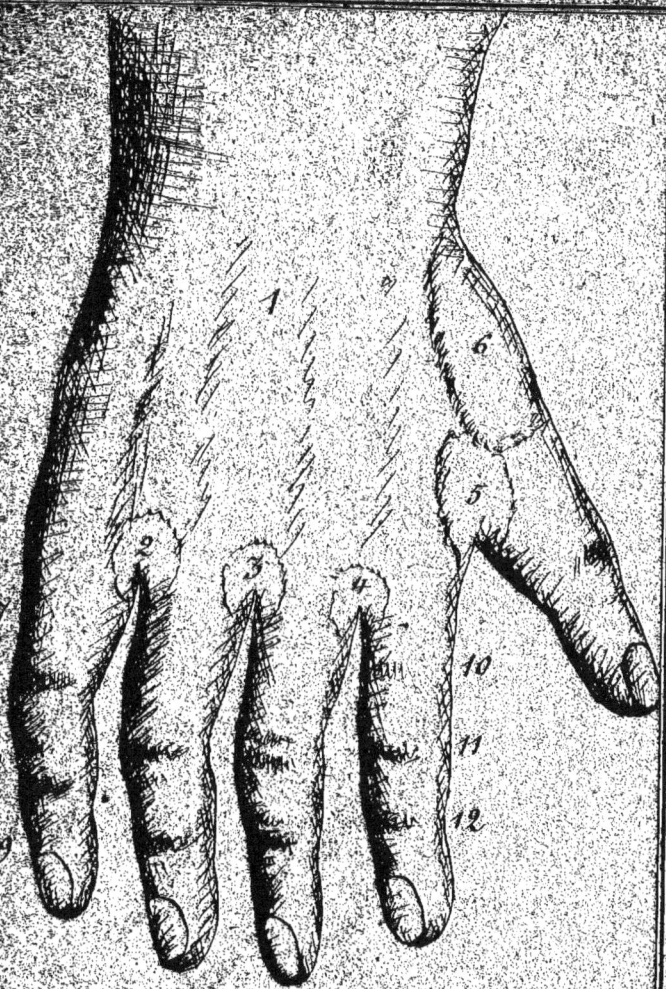

FIGURE XXIX

MAIN DROITE VUE DE LA FACE POSTÉRIEURE

1. Dos de la main.
2. Entre annulaire et auriculaire droit.
3. Entre médius et annulaire droit.
4. Entre index et médius droit.
5. Entre pouce et index droit.
6. Base du pouce postérieur droit.

7. Première phalange de l'auriculaire droit.
8. Deuxième phalange de l'auriculaire droit.
9. Troisième phalange de l'auriculaire droit.
10. Première articulation de l'index droit.
11. Deuxième articulation de l'index droit.
12. Troisième articulation de l'index droit.

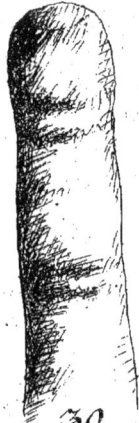

_30_
Doigt raccourci

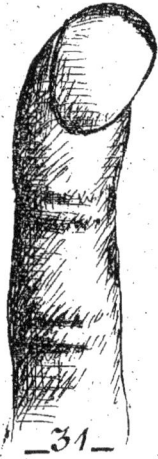

_31_
Ongle épaissi et dévié

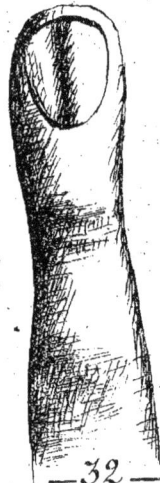

_32_
Ongle strié

FIGURE XXXIII

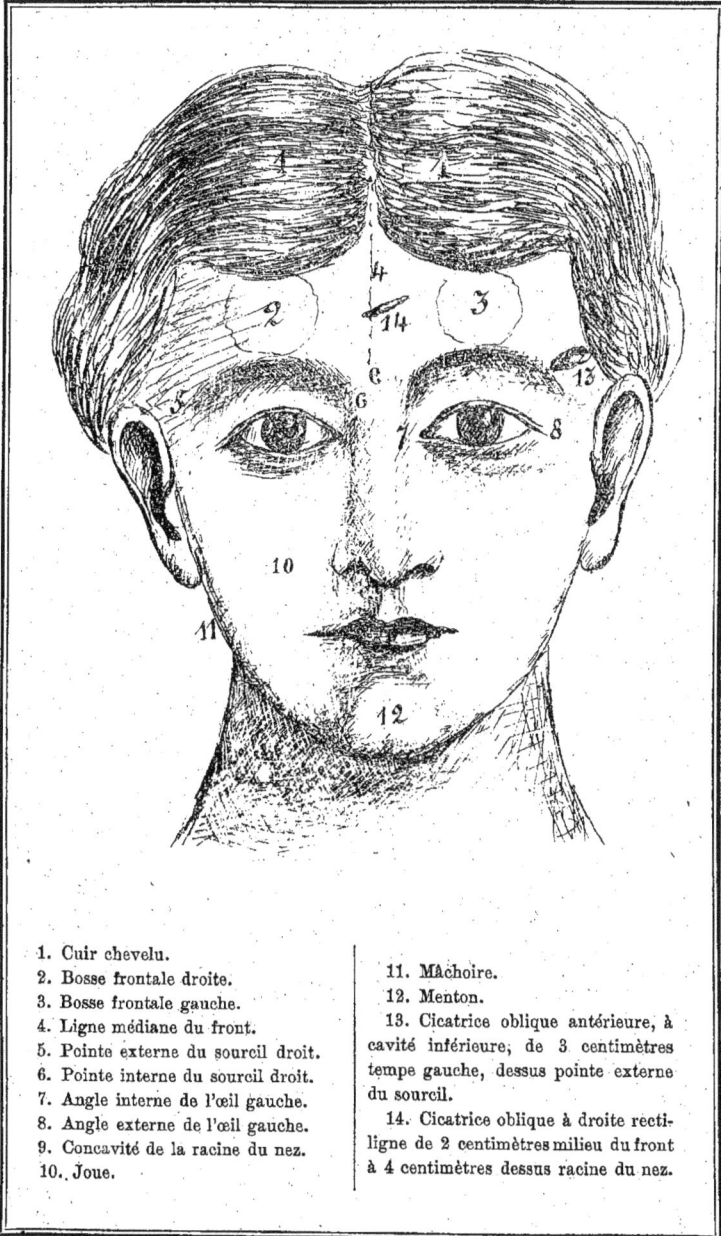

1. Cuir chevelu.
2. Bosse frontale droite.
3. Bosse frontale gauche.
4. Ligne médiane du front.
5. Pointe externe du sourcil droit.
6. Pointe interne du sourcil droit.
7. Angle interne de l'œil gauche.
8. Angle externe de l'œil gauche.
9. Concavité de la racine du nez.
10. Joue.

11. Mâchoire.
12. Menton.
13. Cicatrice oblique antérieure, à cavité inférieure; de 3 centimètres tempe gauche, dessus pointe externe du sourcil.
14. Cicatrice oblique à droite rectiligne de 2 centimètres milieu du front à 4 centimètres dessus racine du nez.

*****

FIGURE XXXIV

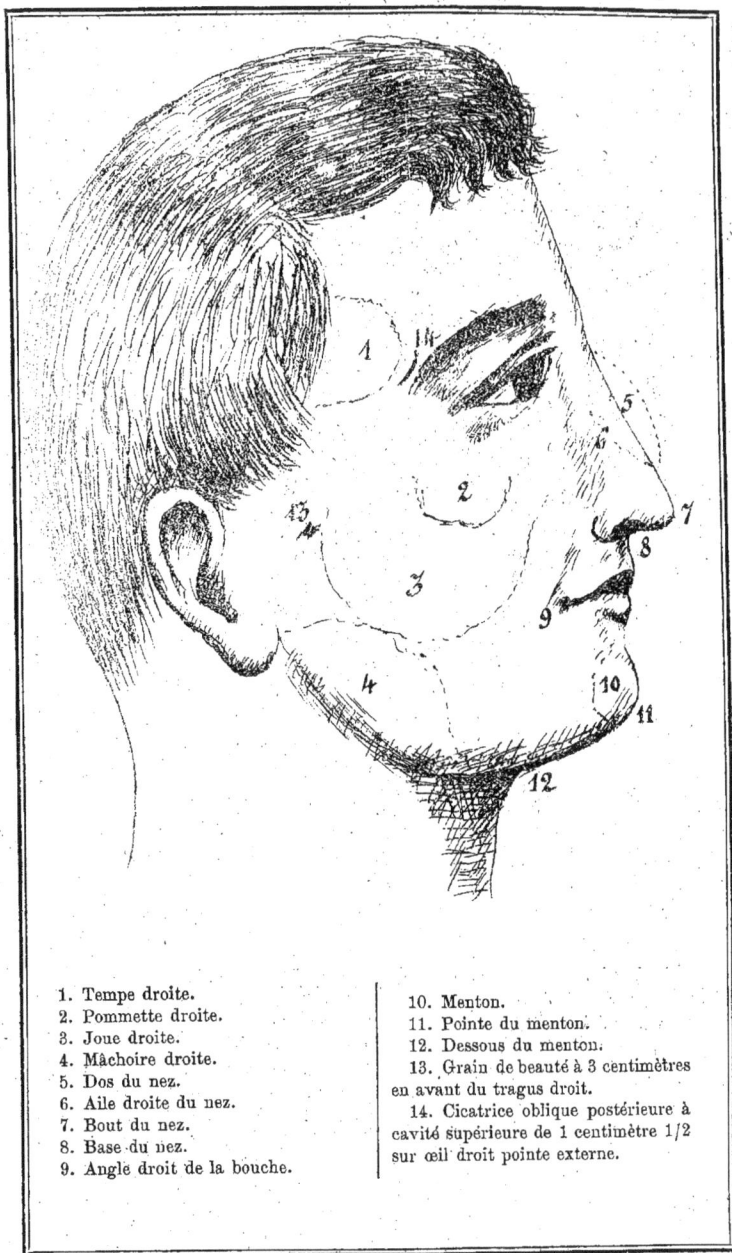

1. Tempe droite.
2. Pommette droite.
3. Joue droite.
4. Mâchoire droite.
5. Dos du nez.
6. Aile droite du nez.
7. Bout du nez.
8. Base du nez.
9. Angle droit de la bouche.

10. Menton.
11. Pointe du menton.
12. Dessous du menton.
13. Grain de beauté à 3 centimètres en avant du tragus droit.
14. Cicatrice oblique postérieure à cavité supérieure de 1 centimètre 1/2 sur œil droit pointe externe.

FIGURE XXXV

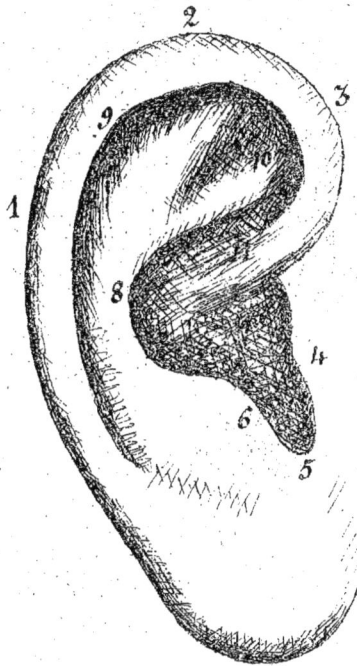

1. Bordure inférieure.
2. Bordure supérieure.
3. Bordure antérieure.
4. Tragus.
5. Goutte.
6. Antitragus.

7. Cavité de la conque.
8. Bordure de la conque.
9. Sillon de la bordure de l'oreille.
10. Fosse naviculaire.
11. Naissance de la bordure.

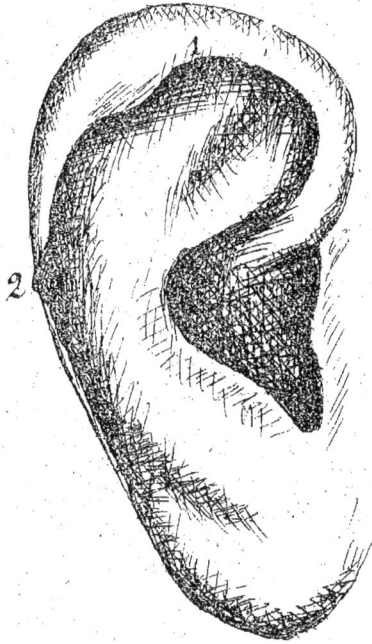

FIGURE XXXVI

1. Nodosité. | 2. Echancrure.

FIGURE XXXVII

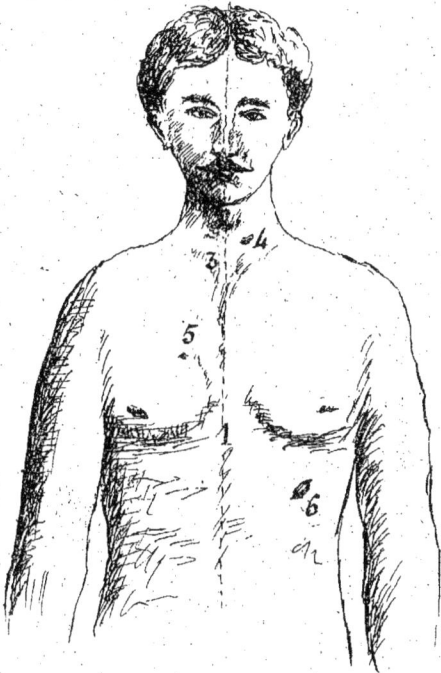

1. Médiane.
2. Pomme d'Adam.
3. Fourchette.
4. Grain de beauté à 3 centimètres dessus fourchette et à 2 centimètres à gauche de la pomme d'Adam.
5. Grain de beauté à 12 centimètres dessus téton droit et à 4 centimètres de la médiane.
6. Cicatrice oblique interne à légère cavité supérieure, de 5 centimètres, à 8 centimètres sous téton gauche et à 10 de la médiane.

FIGURE XXXVIII

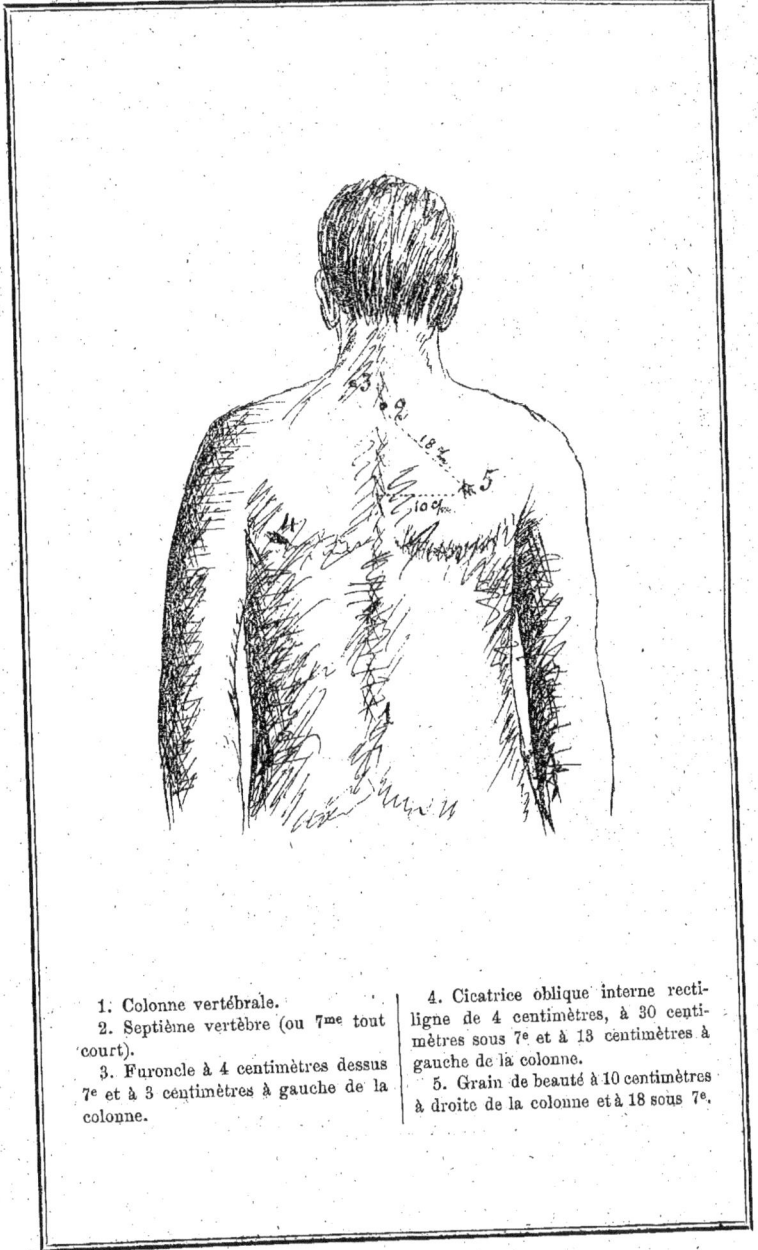

1. Colonne vertébrale.
2. Septième vertèbre (ou 7me tout court).
3. Furoncle à 4 centimètres dessus 7e et à 3 centimètres à gauche de la colonne.

4. Cicatrice oblique interne rectiligne de 4 centimètres, à 30 centimètres sous 7e et à 13 centimètres à gauche de la colonne.
5. Grain de beauté à 10 centimètres à droite de la colonne et à 18 sous 7e.

FIGURE XXXIX

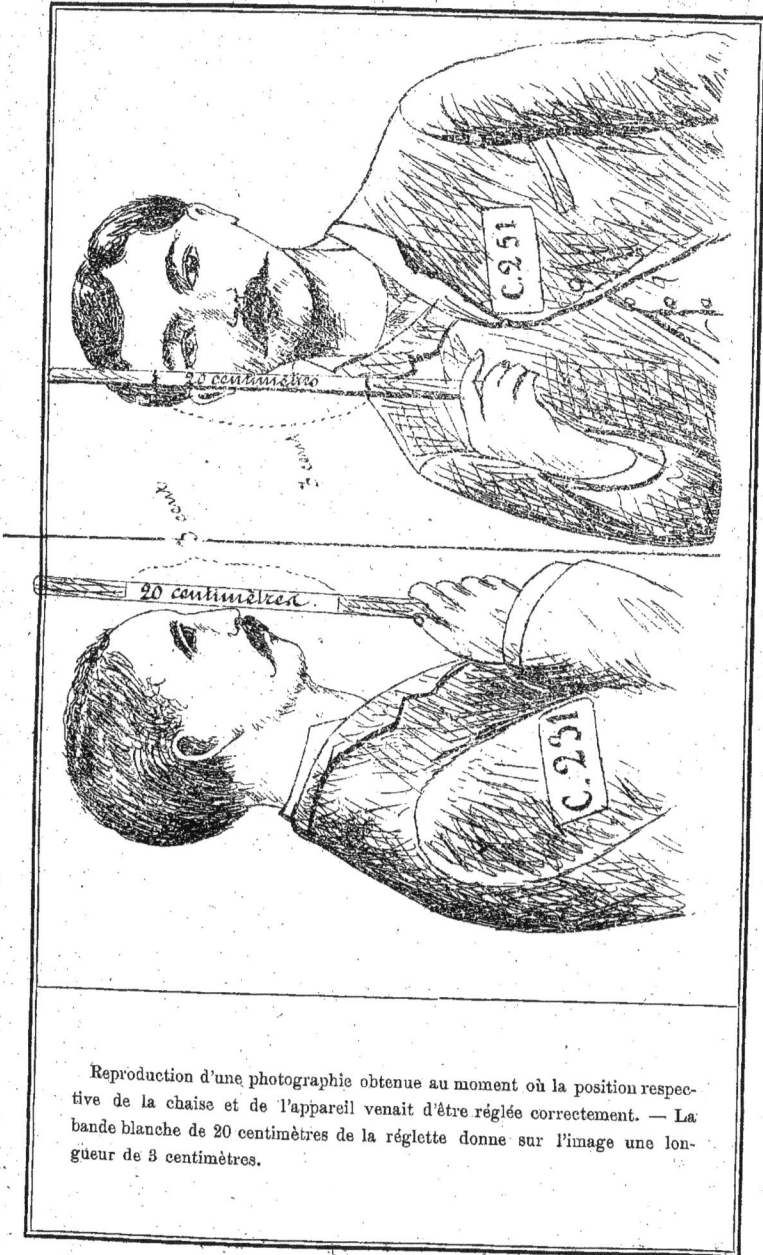

Reproduction d'une photographie obtenue au moment où la position respective de la chaise et de l'appareil venait d'être réglée correctement. — La bande blanche de 20 centimètres de la réglette donne sur l'image une longueur de 3 centimètres.

TABLE DES MATIÈRES

PREMIÈRE PARTIE

Renseignements anthropométriques.

CHAPITRE I

(Mensurations qui s'effectuent au moyen du compas d'épaisseur.)

CHAPITRE II

(Mensurations qui s'effectuent au moyen du compas glissière.)

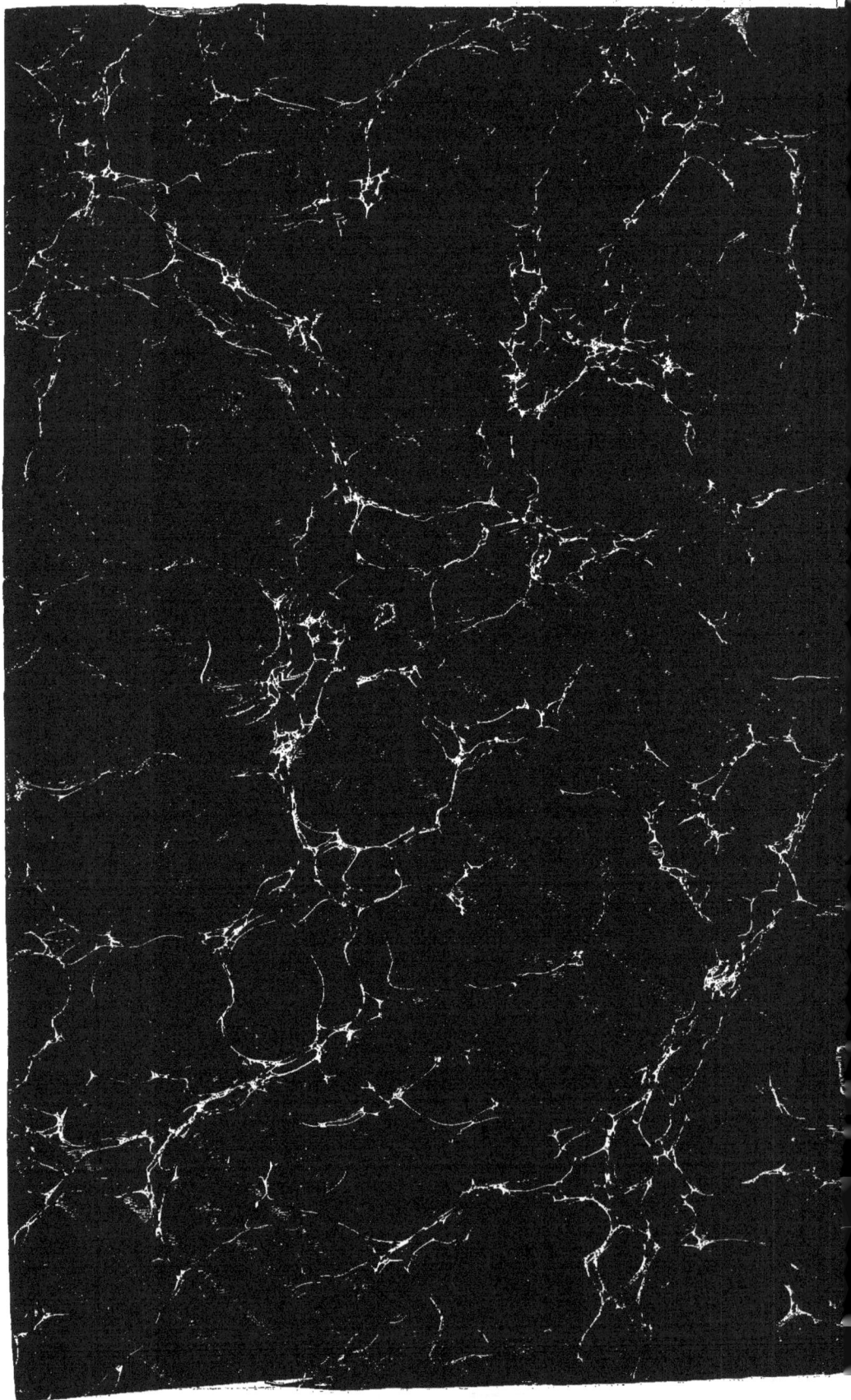

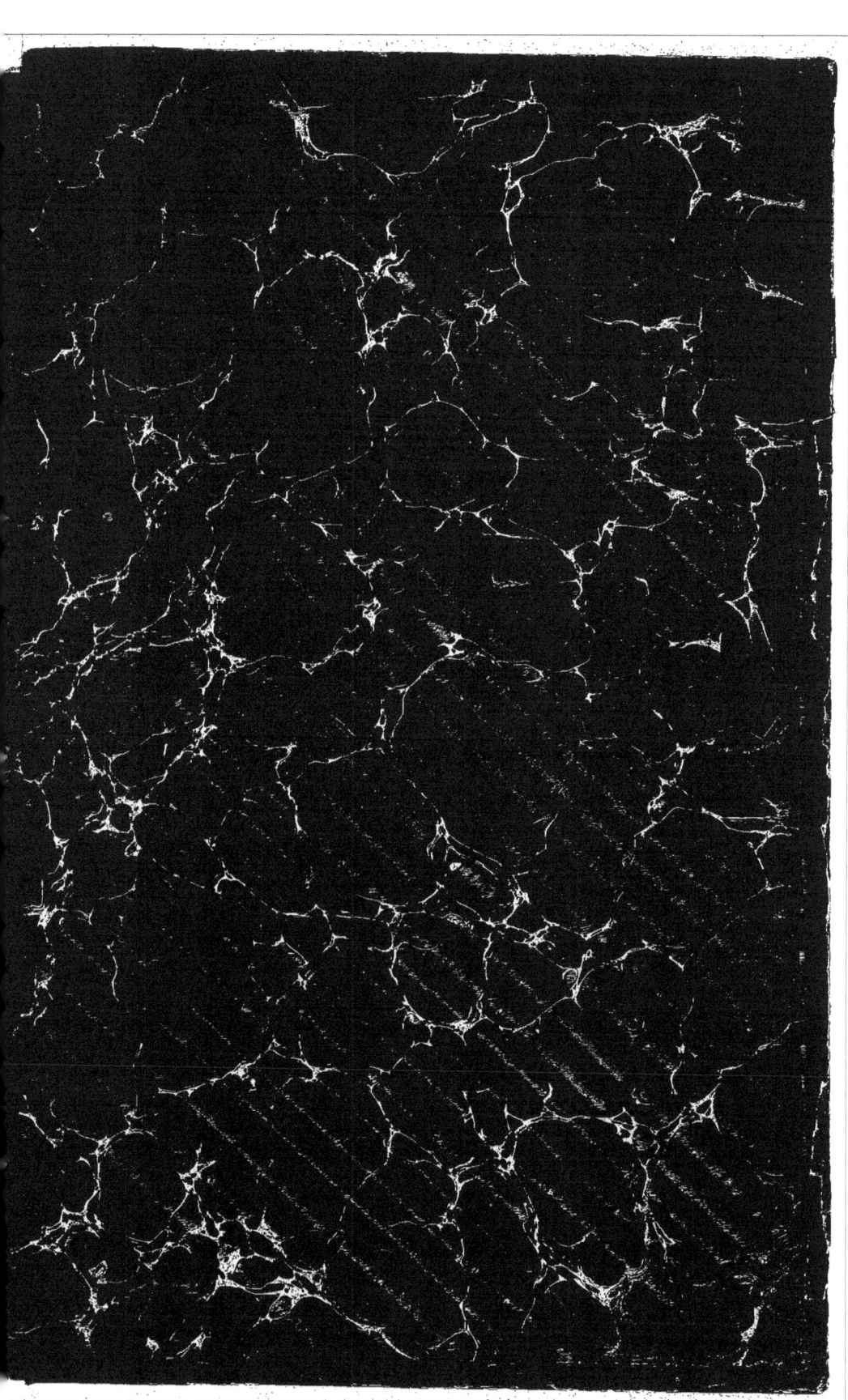

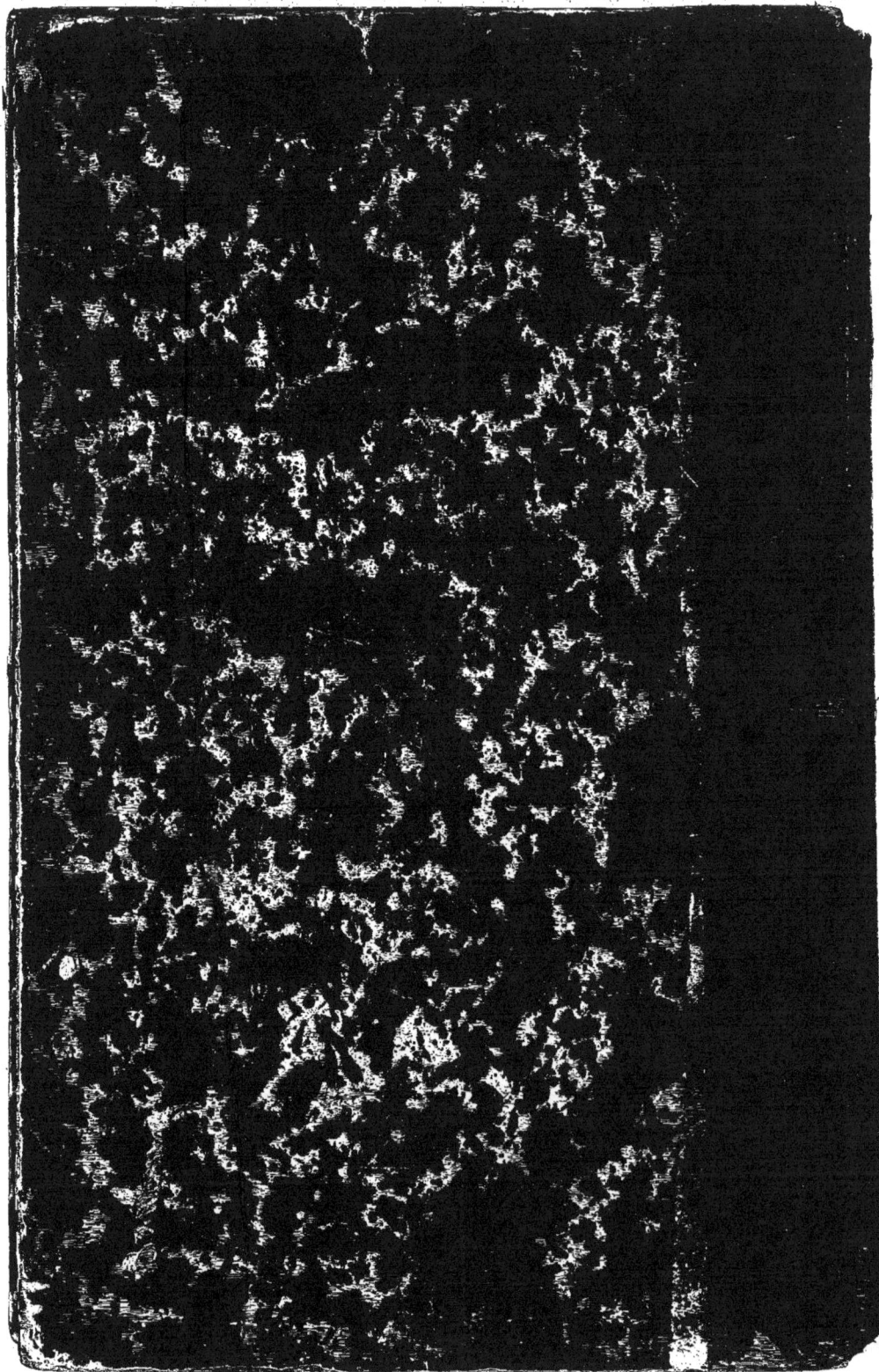

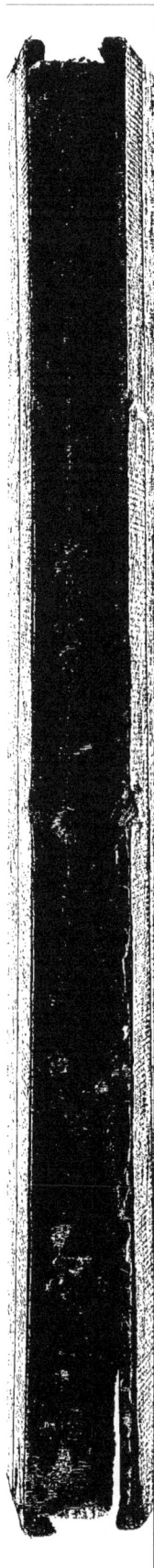